La conciencia
del bebé
antes de nacer

Wendy Anne McCarty

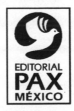

EDITORIAL
PAX
MÉXICO

EL LIBRO MUERE CUANDO LO FOTOCOPIAN

Amigo lector:

La obra que usted tiene en sus manos es muy valiosa, pues el autor vertió en ella conocimientos, experiencia y años de trabajo. El editor ha procurado dar una presentación digna de su contenido y pone su empeño y recursos para difundirla ampliamente, por medio de su red de comercialización.

Cuando usted fotocopia este libro, o adquiere una copia "pirata", el autor y el editor dejan de percibir lo que les permite recuperar la inversión que han realizado, y ello fomenta el desaliento de la creación de nuevas obras.

La reproducción no autorizada de obras protegidas por el derecho de autor, además de ser un delito, daña la creatividad y limita la difusión de la cultura.

Si usted necesita un ejemplar del libro y no le es posible conseguirlo, le rogamos hacérnoslo saber. No dude en comunicarse con nosotros.

EDITORIAL PAX MÉXICO

Título original de la obra: *Welcoming Consciousness. Supporting Babies' Wholeness From the Beginning of Life*
Publicada en internet por Wondrous Beginnings Publishing, Santa Bárbara, California, EUA.
www.wondrousbeginnings.com

COORDINACIÓN EDITORIAL: Matilde Schoenfeld
TRADUCCIÓN: Julieta Harari y Cristina Harari
REVISIÓN TÉCNICA: Tara Blasco y Bárbara Powers
PORTADA: Víctor M. Santos Gally

© 2004, 2005, 2006 Wendy Anne McCarty
© 2008   Editorial Pax México, Librería Carlos Cesarman, S.A.
        Av. Cuauhtémoc 1430
        Col. Santa Cruz Atoyac
        México DF 03310
        Teléfono: 5605 7677
        Fax: 5605 7600
        editorialpax@editorialpax.com
        www.editorialpax.com

La autora agradece el permiso para utilizar el siguiente material publicado: "The Resonant Heart" de Rollin McCraty, Raymond Trevor Bradley y Dana Tomasino, publicado en *Shift: At the Frontiers of Consciousness*, Núm. 5 (dic. 2004-feb. 2005), reimpreso con permiso por los autores (www.heartmath.org) y el Institute of Noetic Sciences (www.noetic.org) © 2005.

Primera edición
ISBN 978-968-860-829-6
Reservados todos los derechos
Impreso en México / *Printed in Mexico*

Te amo, mamá.
Gracias, con todo mi corazón

Shh…
Aquieta el corazón
Acércate en silencio
Suavemente
Con prontitud
A este nuevo mundo.

<small>BILL</small>

Índice

Agradecimientos

Estoy profundamente agradecida y deseo reconocer a las numerosas personas que me han apoyado y contribuido tanto en la investigación como en el libro:

A New Earth Foundation, por su visión y por valorar la importancia de reconstelar nuestros modelos de desarrollo temprano para incluir la conciencia y nuestra naturaleza espiritual y sensible. Sin su apoyo, este libro y la investigación detrás de él no habrían sido posibles. Agradezco en especial a Lorna McLeod, directora de NEF, que me guió a lo largo de este proyecto.

A Carolyn Kenny, directora académica fundadora de Santa Bárbara Graduate Institute, que fue mi mentora en las expresiones de investigación y escritura nuevas y más integrativas durante este proyecto y que hizo las veces de consejera de proyecto. A Shannon Venable, por su contribución editorial.

A Marti Glenn y Ken Bruer, por invitarme a ayudarlos a crear y dar a luz al Santa Bárbara Graduate Institute y a ser cofundadora con Marti del programa de psicología prenatal y perinatal. Esta oportunidad ha sido un reto para explorar a mayor profundidad la integración de los modelos de desarrollo temprano y la psicología prenatal y perinatal.

A Gerardo Gally, director de Editorial Pax México, por su decisión de publicar este libro en español. A Matilde Schoenfeld, editora, y a Luis Merino, por su apoyo a lo largo de este proyecto. Y a aquellos que contribuyeron a producir una traducción de la más alta integridad: las traductoras de Editorial

xi

Pax México, Cristina Harari y Julieta Harari, así como a Bárbara Powers, Tara Blasco y Miguel Iribarren.

A Ray Castelino, con quien cofundé BEBA, la clínica sin fines de lucro que realiza trabajo terapéutico prenatal y perinatal con bebés y sus familias. Durante nuestros cinco años como coterapeutas, he aprendido mucho de Ray –fue un momento especial de colaboración y desarrollo del trabajo.

Otros mentores, maestros, pioneros y colegas a quienes quiero reconocer y agradecer especialmente son William Emerson, Franklyn Sills, Peter Levine, Chloe Wordsworth, David Chamberlain, Thomas Verny y Jenny Wade.

En el nivel personal, estoy profundamente agradecida a mis amigos, especialmente Ginny, Patsy, Leslie, Harvey, Jennifer, Annie, Mickie, Sharon, Daniel, Paul, Douglas, Thomas y Bill, que respetaron el espacio del proyecto y el mío desde la preconcepción hasta el nacimiento de este material. Su apoyo es muy especial para mí.

Reservo mi más profundo agradecimiento a mis padres. Sé que me amaban, querían y valoraban desde el principio. Regalos preciados. Deseo reconocer lo maravillosa que fue mi mamá durante todos los años de mi capacitación en PPN y mi exploración de experiencias en este campo. Una y otra vez, paciente y amorosamente, me permitió hacerle preguntas, contarle mis historias de reconexión con estas experiencias, simplemente amándome durante todo el proceso. Mirando hacia atrás, uno de los elementos más sanadores en mi camino fue su habilidad para compartir lo que recordaba y lo que había sentido, y decir "perdóname… quisiera que hubiera sido diferente… no sabía…" Me enseñó muchísimo con su habilidad para permitir la existencia de mi historia y abrazarla sin caer en la culpa o la vergüenza, y sin hacer a un lado mis verdades, aunque fueran dolorosas. Gran parte de mi herida temprana fue sentir separación en mi experiencia y, en su manera callada, me ayudó a sentir la cercanía que me había faltado. Fue de verdad maravilloso. Tiempo después de que fuera publicado este libro por primera vez, las circunstancias cambiaron: mi mamá falleció. Tuvimos la fortuna de compartir la intimidad del ritual sagrado de su alma, su nacimiento hacia el espíritu, y fue hermoso. Estar con ella durante su muerte sanó gran parte de lo que había quedado de mi experiencia de nacimiento de la que hablo en este libro. Gracias, mamá. Te amo, siempre.

Mi profunda gratitud y amor a Lazaris, por ser mi amigo, darme una mano y alumbrar mi camino a casa. Un comienzo milagroso…

Introducción

"Piensan que no soy una persona. Sé que lo soy."

Esta frase describe un tema central que, durante décadas, ha quedado como eco en los reportes clínicos del campo de la psicología prenatal y perinatal. Esa vivencia es parte de un reporte de Emily, que bajo hipnosis describió al doctor David Chamberlain (1999b, p. 80) su experiencia en la unidad de recién nacidos. Durante más de 30 años, el doctor Chamberlain ha recopilado historias y efectuado investigaciones acerca de la naturaleza sensible de los bebés en el útero y durante el nacimiento. La trayectoria de Chamberlain como psicólogo prenatal y perinatal, que incluye dos libros y más de 50 artículos publicados, es una contribución integral al nuevo campo de la psicología prenatal y perinatal (PPN) [por sus siglas en inglés: *prenatal and perinatal pscychology*]. En su artículo "The Significance of Birth Memories" [La importancia de las memorias del nacimiento] realza lo que, repetidamente, ha sido reportado en la literatura PPN, en especial que "todos los recuerdos de nacimiento están impregnados con un sentido de identidad" (p. 79).

En lo personal, creo que el paso más importante cuando se crea un modelo integral de desarrollo temprano es reconstruir nuestra naturaleza espiritual sensible así como nuestra naturaleza fundamental, con nuestro ser humano como un aspecto o una expresión de nuestro ser sensible. Al reconocer, aceptar y apoyar la naturaleza sensible en el momento en que toma forma humana, estamos volviendo a constelar nuestras teorías, evaluaciones, intervenciones, prácticas de paternidad y otras maneras fundamentales de estar cerca de nuestros bebés para apoyar su integridad, desde el comienzo de la vida.

A la mayoría de las personas que no han tenido acceso a la literatura PPN, o carecen de una reconexión con su vida dentro del útero o al nacer, puede parecerles que el tema es confuso y poco creíble. Para quienes tenemos conocimiento de la teoría del desarrollo infantil temprano y las investigaciones que del tema se han realizado, la idea de que un recién nacido sea capaz de tener un sentido de identidad va en contra de lo que actualmente se piensa de los bebés.

Un principio fundamental de la teoría del desarrollo temprano ha sido que la experiencia humana del infante se fusiona con la experiencia de la madre y con el ambiente físico. Tal perspectiva se apoya en el concepto generalizado que considera al ser humano como una entidad biológica, y desde el punto de vista conductual. Los bebés en el útero, durante el nacimiento y durante las primeras semanas y meses de vida, son considerados incapaces de reflexionar, tener un sentido de existencia, tener un entendimiento significativo del lenguaje o poder comunicarse conscientemente. Con dicha perspectiva, durante los primeros dos años, la tarea primordial del infante será desarrollar un sentido de *ser*, separado de su ambiente y de su madre. Con tal modelo, la conciencia y un sentido consciente de existir surgen a partir del desarrollo del cerebro humano durante un periodo de meses y años.

Durante las últimas tres décadas, una perspectiva bastante distinta del desarrollo y las habilidades ha aflorado a partir de las investigaciones clínicas en el campo de la psicología prenatal y perinatal, trazando un mapa de la experiencia en el desarrollo inicial desde el punto de vista del bebé. Esta posición da pie a una perspectiva bastante diferente del Ser durante la vida en el útero y la primera infancia. Los hallazgos de la psicología prenatal y perinatal sugieren que somos seres conscientes y sensibles desde el inicio de la vida y que existimos como seres sensibles desde antes de nuestra vida física y que así ha sido desde el comienzo de la existencia humana.

Por tanto, la literatura tradicional acerca del desarrollo del infante, así como los hallazgos clínicos de la psicología prenatal y perinatal parecen tener distintas orientaciones, perspectivas y descripciones de los infantes. Como consecuencia, cada una de dichas tradiciones tiene varias implicaciones acerca del mejor modo para cuidar de un infante y apoyar de manera óptima su desarrollo, que parecen ser significativamente distintas una de la otra. En el centro de tales diferencias aparece la interrogante de nuestra naturaleza básica.

Estas disonancias y paradojas han impulsado mis investigaciones como psicóloga, educadora e investigadora durante los últimos 15 años. Este libro representa un intento para atender y resolver paradojas centrales y aparentes desacuerdos entre la fuente principal de los modelos de desarrollo infantil y la creciente evidencia de la psicología prenatal y perinatal, al reunirlas en un modelo que pueda contener la esencia de todo el espectro en cuanto a perspectivas. En este proceso espero crear una narrativa precisa y coherente acerca del desarrollo temprano, que comienza con la concepción de un ser humano.

Mis investigaciones son un tapiz tejido con las hebras de mis experiencias personales, mi educación profesional y experiencia clínica, así como de mi trabajo y los diálogos sostenidos con los primeros miembros de las comunidades de la psicología prenatal y perinatal. De ahí que mis conclusiones representen una sinergia de varias perspectivas. Este libro está dedicado a todo público, desde quienes apenas se están familiarizando con la literatura generada por la psicología prenatal y perinatal, quienes conocen las teorías de desarrollo temprano hasta, en especial, para quienes trabajan con familias jóvenes.

Varias de las ideas presentadas tienen como base el trabajo previo de otras personas; sin embargo, la manera en que he tejido las ideas para unirlas podría, en este momento, ser considerada bastante especulativa. El modelo que presento se deriva del espectro del pensamiento teórico y está fundamentado en mi experiencia clínica directa con adultos, niños y bebés.

En otras palabras, mi propósito es introducir un modelo integrante de la experiencia humana temprana, el aprendizaje, desarrollo y cuidados (desde antes de la concepción hasta la infancia temprana) que incluya nuestra naturaleza sensible, si unimos e integramos varios campos, como las teorías actuales del desarrollo infantil, las nuevas investigaciones clínicas de los bebés que incorporan un estado consciente, la psicología prenatal y perinatal, las prácticas de paternidad y varias ideas que conforman las nuevas ciencias de la física. Deseo que este libro sirva como introducción de dicho proceso.

Hago un esbozo de los aspectos del nuevo modelo y animo a la exploración que pueda alimentar un pensamiento nuevo, nuevas investigaciones, así como una búsqueda profesional en la teoría del desarrollo temprano y su aplicación. Presento conceptos clave y ejemplos clínicos; aunque, el objetivo no está dirigido hacia un tratamiento profundo ni la revisión de la literatura de un solo aspecto.

Cuando presento el área de algún descubrimiento, cito uno o dos autores como ejemplos representativos del material, en lugar de dar una lista completa de referencias en ese campo. Incluyo una extensa bibliografía en el apéndice bibliográfico. Además, presento la discusión relacionada con temas teóricos intrincados de todos los días, las prácticas y aplicaciones de cómo concebimos, damos a luz y criamos a nuestros bebés y nuestros infantes. En el futuro pienso abordar con mayor profundidad los aspectos específicos del modelo, así como hacer una descripción de PPN orientada hacia el trabajo clínico con bebés e infantes, y todo lo que implica.

CAPÍTULO 1

Creencias evolutivas, concepción y percepciones

Al revisar los últimos 25 años de mi práctica clínica, surgen temas centrales de los que considero pertinente referirme aquí. Uno de ellos es *el poder que tienen mis creencias* en lo que yo: *a) concibo* que es posible o cierto, y *b) percibo* cuando observo e interactúo con algún bebé. Noto cómo mis creencias dan forma tanto a mi práctica médica al trabajar con bebés como a mis investigaciones.

El año pasado vi un programa televisivo en *Discovery Health*, llamado "El efecto placebo". En un segmento, el doctor Albert Mason relata que diez años atrás, siendo un doctor joven, atendió a un paciente que tenía miles de verrugas por todo el cuerpo. Mason se había capacitado en hipnosis y *sabía* que las verrugas eran curables mediante el uso de este procedimiento. Hipnotizó al paciente y las verrugas sanaron. El éxito de dicho caso fue publicado en una revista estadounidense y varias personas que sufrían la misma enfermedad buscaron el tratamiento de hipnosis del joven doctor. Más tarde, cuando el médico asistente vio al paciente en cuestión, le dijo al doctor Mason que el problema no eran las verrugas, sino la manifestación de una enfermedad genética incurable.

El doctor Mason relata que después, pese a que trató a muchas otras personas que sufrían de la misma enfermedad utilizando la sugestión hipnótica, ninguna tuvo resultados benéficos. Años más tarde, revisando esa experiencia, el doctor Mason sugiere que la razón por la que los tratamientos hipnóticos no habían vuelto a funcionar era que *él ya no creía en la posibilidad;* ya sólo estaba representando un papel. Por cierto, el equipo que realizó el documental localizó al paciente original, quien relató que habían pasado 30 años desde el tratamiento y que su condición seguía siendo buena.

La historia me conmueve profundamente y se relaciona con los temas de mi exploración. ¿Cuáles son mis creencias acerca del desarrollo humano temprano? ¿Qué es posible? ¿De qué manera mi cultura, familia, educación y capacitación han dado forma a mi práctica médica, en términos de lo que *concibo*, incluso *percibo*, cuando estoy con un bebé? ¿Qué es terapéutico y curativo en este nuevo contexto? ¿Qué considero verdad en virtud de mi experiencia directa y qué se me ha enseñado como verdadero? ¿Cómo sabemos si algo es cierto? En la sección siguiente, comparto algunos sucesos que guiaron mi trayectoria desde la perspectiva tradicional de Occidente acerca del nacimiento y los bebés, hacia el mundo de la psicología prenatal y perinatal, para luego regresar a integrar ambos puntos de vista. La explicación también sirve como introducción al campo de PPN.

Mi trayectoria

Cuando me gradué, en 1973, trabajé como enfermera en la unidad de labor y parto del centro médico de la Universidad de Kentucky. Aprendí y participé en métodos de alta tecnología e intervención en este hospital didáctico. Pensaba que ésa era "la manera de atender un parto." En mi siguiente empleo encabecé un grupo de enfermeras y trabajadoras sociales en un programa de embarazos de alto riesgo y visitas a domicilio. En 1976 participé en un nuevo proyecto de investigación, NCAST, mediante un programa de aprendizaje vía satelite en vivo, enfocado en las evaluaciones de la nueva relación madre-infante durante el periodo de la lactancia, así como en las etapas de aprendizaje y otras condiciones. Fue una época emocionante en el área de la investigación sobre la reciprocidad entre los padres y el infante, así como en el desarrollo de programas de estimulación temprana.

En 1977 regresé a los estudios y recibí una maestría en desarrollo infantil y estudios de la familia. Para mi tesis profesional realicé un estudio extenso acerca de las parejas que tienen su primer bebé y examiné ciertos aspectos incluidos en la transición hacia la paternidad (Wong, 1979). Me sentí atraída por la terapia de asesoría familiar y procedí a completar un doctorado en la Universidad del Sur de California. Nuevamente, enfoqué mis investigaciones en la transición hacia la paternidad (McCarty-Wong, 1986). La orientación de mi asesoría psicológica era principalmente humanístico-existencial, con cinco años de capacitación en terapia Gestalt. En 1986 inicié mi práctica como consejera marital y en terapia familiar.

Mientras tanto, en mi vida personal dicha "transición hacia la paternidad no nos estaba sucediendo a mí y a mi esposo. Cuando descubrimos que él era infértil, comenzó nuestra odisea de siete años inmersos en un laberinto de infertilidad, donaciones de esperma, inseminaciones artificiales, cirugías, fertilización *in vitro* y una adopción fallida. Siento profunda compasión por aquellos que se encuentran en esta misma situación. Esas experiencias me dieron una perspectiva interna de la concepción por medio de alta tecnología, un tema vital si el modelo es comprendido de manera integral. Durante ese tiempo, me alejé del trabajo con las familias y los bebés, y centré mi trabajo psicoterapéutico en los adultos.

Psicología prenatal y perinatal

En 1988, recibí un folleto referente a una conferencia impartida por la Asociación de Psicología Prenatal y Perinatal de Norteamérica, que más tarde se llamó Asociación de Psicología y Salud Prenatal y Perinatal (APPPAH). Era intrigante, aunque me parecía algo típico de los años setenta; se trataron temas como la conciencia celular del esperma y el óvulo. Nunca antes había oído acerca de la psicología prenatal y perinatal. Hasta entonces, mi trabajo obstétrico, atendiendo nacimientos, y mi práctica terapéutica estaban totalmente separados. Ahora había un nuevo campo que los unía. Me parecía intrigante.

Asistí a la conferencia y mi manera ordenada y encasillada de entender el mundo y a los bebés, de pronto cambió por completo. El doctor William Emerson presentó su innovador trabajo psicoterapéutico con bebés, enfocado en el trauma del nacimiento. Antes de esa sesión no me imaginaba lo que todo eso quería decir. ¿Qué es trauma de nacimiento? ¿Psicoterapia para un bebé de tres meses? Emerson mostró un video de una sesión de tratamiento con un pequeño bebé que estaba representando los patrones de movimientos y expresiones emocionales asociados con la parte difícil de su nacimiento. Parecía que el doctor y el bebé tenían una comunicación íntima acerca de lo sucedido. En ese momento, sentí la presencia del bebé, su capacidad de comunicarse con el doctor y de entender lo que éste le comunicaba. Emerson dijo en silencio al bebé cuán parecida era su experiencia actual a un momento especialmente difícil en su nacimiento, sintiendo empatía con la experiencia del bebé. En un punto, el recién nacido mostró una profunda y silenciosa quietud mientras veía al doctor a los ojos y comprendí que su expresión era de gratitud. Parecía estar comunicando su aprecio por "estar con él en ese lugar" y por comunicarse de esa manera. Observé algo en dicho intercambio y en la expresión del niño que nunca había visto en los bebés y *me transformó.* Creo que estuve abierta para percibir la escena porque estaba ante *alguien que creía en su posibilidad.* Emerson no sólo creía que era posible, sino también había estado descifrando durante los últimos 20 años el significado de lo expresado por los bebés acerca de sus experiencias prenatales y el nacimiento, así como de su naturaleza sensible. Durante años había estado atendiendo a adultos sobre temas relacionados con PPN y se sentía inspirado para trabajar con niños con problemas relacionados con PPN. Su trabajo con bebés progresó, y subsecuentemente se orientó a resolver traumas tempranos (Emerson, 1998, 1999a, 1999b, 2001a, 2001b).

La conferencia de 1988 fue una cascada de ideas y experiencias nuevas. Algunas de ellas eran emocionantes, algunas parecían fantasiosas y otras sólo confundían. Durante la conferencia aprendí que el campo del estudio estaba fundamentado en el trabajo terapéutico con adultos. Inesperadamente, los terapeutas fueron testigos de cómo los pacientes descubrieron que el origen de sus problemas psicológicos y físicos estaba en sus experiencias prenatales y de nacimiento. En un esfuerzo por comprender este territorio no recorrido, los terapeutas comenzaron a reunirse y el campo a desarrollarse. Hacia finales de la década de los años ochenta, se había expandido en un campo multidisciplinario "dedicado a la exploración profunda de la dimensión psicológica de la reproducción humana así como del embarazo y el desarrollo del bebé, tanto mental como emocional, antes de nacer y recién nacido" (*The Journal of Prenatal and Perinatal Psychology and Health's Purpose Statement).*

El campo de estudio fue enfocado directamente en los procesos prenatales y de nacimiento, en la experiencia directa, así como en el entendimiento y tratamiento de niños, adolescentes y adultos que presentan patrones desde constrictivos hasta traumáticos con base en una experiencia prenatal y perinatal. Los conceptos básicos incluían:

- La relevancia de la manera en que somos concebidos, gestados, paridos y recibidos.
- La comunicación que establecemos desde el inicio de la vida porque somos seres conscientes, sensibles.
- El recuerdo de lo que nos sucede durante la concepción, mientras estamos en el útero y a la hora de nacer, que forma patrones afectando toda nuestra vida.
- La amplia variedad de hallazgos en las terapias con adultos, niños y bebés que revela los efectos de los patrones de distintos sucesos e intervenciones médicas durante el periodo prenatal y el perinatal.

Mi cabeza daba vueltas por lo que escuché en la conferencia. Nada de ello encajaba con mi entendimiento previo del embarazo, el nacimiento, los bebés ¡o la comprensión de mí misma! ¿Era real? ¿Era verdad? ¿Por qué no había visto antes lo que vi en ese bebé?

Recientemente, estando en clase, tuve una experiencia que considero relevante en este punto. El doctor Rollin McCraty, director de investigación en el Instituto HeartMath y líder en el área de investigación sobre la inteligencia del corazón, impartió una clase en Santa Barbara Graduate Institute. Presentó un ejercicio en el cual teníamos que ver el video de un juego de baloncesto entre dos equipos, uno con camisetas blancas y el otro con camisetas negras. El objetivo era contar el número de veces que los miembros del equipo de camisetas blancas se pasaban el balón botando entre ellos. Después nos preguntó cuántos pases habíamos visto. En una clase de entre 15 y 20 personas, dimos respuestas atinadas de cero a siete. Sentí alivio cuando dijo que cuatro era el número correcto, porque yo había contado cuatro y valoré la agudeza de mi observación.

Luego preguntó: "¿Alguien vio algo más?" Una persona del salón estaba segura de haber visto algo más. Otra pensaba que quizá había visto algo. McCraty le preguntó qué había visto y ella respondió: "Vi a un gorila atravesar la cancha." ¡Una persona de entre todo el grupo había visto al gorila cruzar la cancha! Después de dicha revelación, vimos de nuevo el video y en ese momento todos pudimos ver al gorila. Fue un ejercicio efectivo para demostrar el concepto de la percepción selectiva. Rollin había orientado nuestra atención hacia los jugadores y en eso nos enfocamos conscientemente, permitiendo que la imagen del gorila fuera desatendida y, por tanto, no vista. Sin embargo, tan pronto fuimos conscientes de la presencia del gorila, lo percibimos.

Ese simple ejercicio ilustra un punto importante en cuanto a nuestro entendimiento de los bebés y el desarrollo temprano. La manera como aprendimos a ver a los bebés, nuestros campos morfogénicos y nuestra cultura, la manera como fuimos tratados de bebés, todo contribuye a determinar dónde fijamos la atención, qué elegimos como verdadero y qué significado le damos a dichas percepciones. Sentí como si durante toda mi vida, mi educación y mi carrera profesional hubiera estado observando un juego de baloncesto; si ahora William Emerson y otros de PPN me preguntaran: "¿Viste el gorila atravesar la cancha?", con seguridad lo habría notado.

Una revisión de mis experiencias prenatales y perinatales

Un año más tarde inicié mi capacitación con el doctor Emerson. En cada módulo hicimos un estudio sobre nuestro trabajo inicial. Mi primera regresión natal me enseñó que las historias familiares sobre nuestro nacimiento no siempre coinciden con nuestra experiencia de este acontecimiento. Nos habíamos dividido en parejas para facilitar el trabajo de ambos. Le comenté a mi compañero que lo mío sería "rápido y fácil" por lo que probablemente podríamos ir temprano a comer. Después de todo, ésa había sido la historia de mi nacimiento que contaba mi madre. "Te adelantaste dos semanas y aunque no pensaba que me faltaba mucho, cuando me fui al hospital me informaron que ya estaba lista para la sala de parto. Al poco tiempo naciste tú, fácil y rápido."

Durante la regresión, mientras fui hacia mi interior, me sorprendió la experiencia visceral inmediata de terror. Me sentí asfixiada y oprimida. Sentía pánico y quería salirme. Luché con todas mis fuerzas para salir y lo hice rápidamente. Tuve experiencias de memorias viscerales y percibí una mano áspera y fría tomarme del cuello y los hombros. Me sentí desorientada y adormilada. Después tuve la experiencia de haber proferido el peor grito existencial de desesperación que pudiera imaginar. No podía alcanzar a mi mamá. Me habían alejado. Sentía: "qué desperdicio". *Sentía tanto amor por ella* pero no estaba ahí para poder demostrárselo. Mi corazón sufrió el tiempo interminable que estuve lejos de ella. Recuerdo haberme sentido completamente sola e ignorada. Nadie me veía. Fue devastador. Después de la experiencia, me dije una y otra vez: "No tenía idea".

En mis años como enfermera, siempre me tocó llevar inmediatamente al bebé a la central de enfermeras para "procesarlo". Nunca consideré el punto de vista del bebé. Nunca esperé conocer la experiencia de lo que encontré dentro de mí. Los siguientes cinco años, tuve 40 o 50 sesiones de preconcepción, de experiencias infantiles mediante diversos métodos y escenarios distintos: regresión primaria, imaginación guiada, hipnosis, sesiones craniosacrales, meditación, trabajo con arena, terapia de movimiento y de arte, así como mediante la activación espontánea durante sesiones de capacitación y con mis pacientes.

Encontré que, en medio de todas esas experiencias, tenía un sentido claro de mí misma. Con frecuencia me hallaba en una experiencia visceral intensa, pero también tenía un *ser observador* que lo estaba percibiendo desde una perspectiva mucho más amplia. Según el tipo de orientación o método, a veces solía tener experiencias de tipo somático, visceral e incluso a nivel celular; otras veces, tomaba conciencia desde la perspectiva de una conciencia expandida. En mi trabajo nunca tuve la sensación de una interrupción en mi sentido del ser y tuve un anhelo profundo de que mis padres me vieran y me incluyeran a mí. Tuve experiencia de mi naturaleza sensible en repetidas ocasiones. Comprendí de adentro hacia fuera lo que varias personas habían reportado en la literatura prenatal y perinatal.

Después de varias sesiones personales, hablé con mi mamá pidiéndole que recordara aspectos específicos de mi nacimiento e infancia. Encontré que mis experiencias se validaban continuamente con los trozos de información que ella recordaba. Por ejemplo, en una sesión, yo estaba en una secuencia de movimientos de estiramiento, aparentemente al nacer, cuando mi cabeza coronaba. Estaba trabajando de manera activa para poder nacer y luego me sentí suelta, sin energía, flotando en una neblina desagradable, desconectada, adormilada. A partir de ese momento, todo pareció ocurrirme sin que operara mi voluntad y mientras nacía, me sentí desorientada e inútil. Después llamé por teléfono a mi mamá y ella recordó que le habían aplicado "un toque de éter al final". Ésa fue una validación externa de lo que sentí cuando el éter entró en mi sistema, justo antes de nacer.

Mediante dichas experiencias llegué a confiar en la intensidad, en lo real y profundo del impacto que tuvieron mis experiencias prenatales y de nacimiento y que aún continuaban influyendo en mi vida. Pude ver los patrones correlativos con *cada aspecto* de mi vida adulta. Hacer ese trabajo fue increíblemente curativo y preciso. Mi experiencia directa fue parte integral en la construcción de nuevas creencias acerca de los prenatos y bebés, así como en mi habilidad para concebir, percibir y sentir empatía por los patrones de la psicología prenatal y perinatal representados por las personas con quienes estaba trabajando.

Lo que aprendí de los niños

En 1989 empecé a atender a infantes y niños pequeños, utilizando el marco de referencia de la psicología prenatal y perinatal y a partir de lo que estaba aprendiendo con el doctor Emerson. Arreglé mi consultorio con 300 o 400 objetos en charolas de arena (todo lo que pudiera simbolizar óvulos, esperma, tubos, embriones, fetos, úteros, cordones, placenta, juegos de entrada y salida, escenas de hospital, bebés, vida familiar y símbolos cotidianos). Tenía material para hacer túneles y cuevas, grandes y pequeños. Desarrollé la mentalidad de que todo lo que me señalaran tenía significado; mi papel era tomar sus historias como sagradas y penetrar en el misterio que se iba develando hasta entender de qué trataban esas vivencias.

Me permití suspender mi capacitación previa, así como mis creencias acerca de los bebés y los niños pequeños para abrirme a la experiencia directa de lo que ellos me mostraban. *Casi toda creencia anterior fue retada por lo que esos pequeños me enseñaban.* Cuando empecé a escribir acerca de ese trabajo, titulé las publicaciones "What Babies Are Teaching Us" [Lo que los bebés nos enseñan], porque eran ellos los que me enseñaban.

Para ser breve, compartiré sólo unos cuantos ejemplos para que el lector tenga una idea de cómo las memorias de esos bebés tenían una orientación PPN y cómo aún estaban bajo la influencia de sus experiencias tempranas. Para respetar la privacidad, he cambiado algunos nombres.

La mamá de Iván preguntó a su hijo de seis años: "¿Recuerdas tu nacimiento?" Él respondió: "Claro". Ella trató de no mostrarse sorprendida y preguntó: "¿Qué recuerdas?" Iván se tocó la cabeza con ambas manos y dijo: "Estaba muy oscuro y apretado. Me dolía la cabeza. Luego salí y me pasaron a los brazos de papá. Después papá se acercó a ti… ¿tú me amabas?" Ella se sintió oprimida. Estaba tan adolorida por la episiotomía que no podía ni mirar a su recién nacido y le pidió a su esposo que lo tomara. Nunca se lo había dicho a nadie porque se juzgaba duramente por haberlo hecho. Le confesó a su hijo lo que ocurrió en aquel momento y también que, después, cuando más tarde se lo llevaron, se enamoró de él. Le dijo que lamentaba que al principio él sintiera que ella no lo amaba. Iván dijo: "Está bien", y cambió de tema.

Beto era un niño adoptado de 13 meses de edad que no mostraba preferencia por sus padres. Cuando se sentía ansioso, se detenía antes de llegar a ellos y se distraía con algún objeto. Al poco tiempo de haber entrado en mi consultorio, Beto había recogido un objeto de mis estantes abiertos de entre 300 o más y lo tiró al suelo. Era una figura de plástico de una actriz. Yo tenía dos figuras de esa actriz: una con un vestido largo amarillo y otra con uno negro. Él había elegido la del vestido negro. El siguiente objeto era un papá conejo empujando a un bebé conejo en un carrito. ¿Qué significado tenían?

Los padres platicaron que la adopción había sido abierta, que los padres biológicos estuvieron viviendo cerca de ellos el último mes del embarazo. Las dos parejas decidieron que los cuatro decorarían el cuarto del bebé y acordaron que los padres biológicos podían pasar tiempo con el recién nacido las dos primeras semanas de vida. Después de esas dos semanas, los padres biológicos firmaron los papeles y tomaron el avión a casa. Le pregunté a la mamá si Beto había visto fotos de su madre biológica. Dijo que no, que las estaba guardando hasta que fuera mayor. Le pregunté si las podría traer para la siguiente sesión.

Dos semanas más tarde supe lo que significaba la actriz de juguete. En el álbum de fotos había una de la mamá biológica de Beto. La figura de la actriz era sorprendentemente parecida a la imagen de la mamá. Quedé asombrada. El cabello, el color del vestido, la forma, el cuello, incluso la pose que tenía era igual que la foto de la mamá. Beto había elegido una réplica de su mamá biológica de entre más de 300 objetos a los pocos minutos de haber entrado en nuestro espacio terapéutico. Había elegido la réplica de su mamá a partir del último día en que la vio, cuando cumplió dos semanas de nacido. La foto siguiente mostraba a los cuatro padres con el abogado que hizo los arreglos de la adopción. Todos sonreían, excepto Beto.

Beto actuó varias historias y representó patrones que me enseñaron mucho acerca de la memoria prenatal y neonatal, los impactos traumáticos y la expresión de éstos. Por ejemplo, repetía una secuencia en particular una y otra vez. Pedía una muñeca y luego la aventaba al suelo. Cuando la mamá le decía: "Yo quiero a este bebé" y trataba de recogerlo, él se agitaba, tomaba la muñeca y trataba de aventarla diciendo: "No, tú no quieres a ese bebé". Ésa parecía ser la creencia que tenía de sí mismo y su sensación de haber sido alejado y no deseado, según su experiencia temprana.

En ocasiones, Beto apretaba varias veces un muñeco bebé contra la pared. Luego, la mamá biológica confirmó que cuando le dijo al padre biológico que estaba embarazada, él se enojó tanto que la había empujado contra la pared y la había querido ahorcar.

A menudo, los niños pequeños me mostraron experiencias de su vida prenatal. La perspectiva variaba en los relatos. En el incidente de la pared, Beto había representado la perspectiva del padre. Otras veces, los niños actuaban algo que había sucedido a la madre porque se identificaban con ella. Pero también representaban su propia perspectiva en relación con los eventos y los puntos de vista de los padres. La siguiente historia relata la experiencia de lo que un niño, desde su perspectiva, necesitaba haber escuchado.

Esteban, de cuatro años, anunció: "¡La próxima vez jugamos con éstos!", mientras apuntaba hacia una charola de arena que representaba una escena en el exterior. Dos semanas después, entró y colocó la escena exterior encima de un sillón. No nos contaba la historia a su madre y a mí; teníamos que adivinarla. Cuando no pudimos descifrar el significado, tomó un bate y destruyó la escena. Luego volvió a construirla. Le pregunté a su mamá si recordaba haber estado en una escena exterior como ésa. La mamá hizo una pausa y dijo: "No creo que pudiera ser eso, pero cuando yo tenía cinco meses de embarazo, hice un viaje a un lugar como ése y fue un fin de semana muy estresante". Por fin, el niño sonrió. Los siguientes 30 minutos el niño sacó más objetos para añadirlos a la escena. Nosotras teníamos que adivinar qué escenario estaba representando.

En esencia, Esteban había expresado elementos específicos de los sucesos del fin de semana, ¡en una secuencia cronológica! Cada pieza era algo que tenía una carga emotiva y que había causado el intenso estrés de la mamá durante el viaje. Era claro que él se sintió mal por todo eso. Durante la sesión, la mamá comprendió que el niño había estado muy presente durante esa experiencia. Se dio cuenta de que había estado tan alterada y centrada en enfrentar la crisis que no había considerado que Esteban, de cinco meses en el útero, pudiera estar consciente de los sucesos y de su respuesta estresante, o de que él pudiera resultar afectado por ello. Después de que le dijo cómo lo sentía y comprendía lo difícil que debió haber sido para él, Esteban se sintió orgulloso de haber representado bien todo el asunto.

La manera en que el pequeño Esteban contó su historia es representativa de cientos de historias relatadas en mi presencia por bebés y niños a lo largo de los años. No creo que Esteban hubiera podido contar la historia en secuencia, pero como nos encontrábamos *en ella*, pudo hallar *orgánicamente* la pieza siguiente. Los niños me han mostrado su habilidad para representar sus memorias e historias mediante el movimiento, con actividades, juego simbólico, gesticulaciones, conversación, expresiones somáticas y estados de ser. A menudo traté de explicar a otros el sentido de dichas sesiones; diría que cuando me volví receptiva al material que usaban en la sesión y todo fluía, yo sentía como si nos transportáramos al lugar de los sueños originarios del *ser intuitivo*.

Estos ejemplos son representaciones del inicio de una historia o gesticulación de un niño respecto de algo que sucedió. Otra historia viene a mi mente: la de un niño de seis años, Tomi, que llegó con sus padres. Utilizando mis objetos de apoyo, lo invité a jugar. Nos puso a su mamá y a mí detrás de un sillón formando una pared y a su papá al otro lado del cuarto, en cuatro patas. A medida que creaba el juego se emocionaba más y más. Montaba a su papá y atacaba el fuerte, derribando el muro y luego todos nos echábamos al suelo. Le encantaba y lo hacíamos una y otra vez. Cuando atacaba el fuerte por última vez, triunfante agregó: "Listos o no, ¡ahí vamos!" ¿Qué significaba la historia? Yo sabía que tenía problemas en la escuela. La maestra le pedía que hiciera una tarea y él ni siquiera trataba de hacerla, incluso aunque fuera capaz. Había algo en cuanto a inicios o un problema acerca de las órdenes en la escuela.

Durante la sesión pregunté a sus padres sobre la concepción de Tomi: el comienzo. Hicieron una pausa y luego abrieron grande los ojos. El bebé había sido concebido a pesar de que habían estado usando un diafragma porque no querían otro hijo ("listos o no, ¡aquí voy!"). El niño había representado la historia de su concepción. Me pregunto si el "no hacer esfuerzo" en la escuela estaba relacionado con ese comienzo potencialmente conflictivo. Les pregunté cómo se habían sentido cuando supieron que estaban esperando un bebé. Dudaron antes de contestar, para proteger al niño de la información. Sin embargo, yo ya había visto cómo la verdad acerca de alguna experiencia temprana podía ser curativa cuando era reconocida con cuidado. Mientras la madre decía dudosa: "Estábamos un poco molestos", Tomi interrumpió a gritos: "¡Estaban enojados!"

Cuando le pregunté a la mamá si en realidad estaba *así* de enojada, tímidamente asintió con la cabeza. Entonces los padres explicaron que estaban bastante enojados por el embarazo, lo que había ocasionado una brecha entre ellos que duró esos nueve meses. A medida que hablaban, Tomi se arrastró sollozando lejos de ellos. Los padres entendieron que algo en él sabía y había sentido el conflicto y el rechazo. Se conmovieron y lloraron. Le dijeron cuánto lo sentían, y que cuando nació se enamoraron de él. (Cuando nació estaba azul y no respiraba. Fue en ese momento crucial cuando descubrieron cuánto lo querían.)

Mientras los padres decían cuánto lo sentían y todo lo que amaban de él, poco a poco se subió al regazo de su madre y dejó que ella acariciara su cabeza. En la siguiente sesión, la madre me dijo que había sido la primera vez que había dejado que lo abrazara y que durante la semana le había pedido que lo acompañara para acostarse, algo que nunca le pedía. Esta historia representa experiencias de la concepción, del descubrimiento y la vida prenatal que, evidentemente, estaban afectando la relación con la madre y su desempeño en la escuela.

En el trabajo terapéutico sabemos que el reconocimiento de lo que sucedió a una persona, la empatía con el remordimiento y la tristeza que haya sufrido en una experiencia previa, difícil o traumática, es un aspecto importante de la curación. Estos relatos retratan a los niños contando sus historias desde la concepción, luego la etapa prenatal, el nacimiento y la vida neonatal, para ser validadas, reconocidas y obtener una respuesta compasiva. El cambio en los patrones y la dinámica en la relación revelaron el beneficio del trabajo terapéutico con el material temprano no resuelto. (Más historias clínicas de bebés y niños están incluidas en las obras citadas por Castellino, Emerson, McCarty y otros, enlistados en la bibliografía.)

Estas historias son algunas de las primeras en mi práctica desde hace diez años. Son representativas de muchas más que me han relatado o retratado. Durante el primer año, grabé en video y transcribí las sesiones, registrando aspectos verbales y no verbales de la comunicación, patrones de movimiento, juegos simbólicos, interacciones padres-hijo y secuencias para poder desarrollar la habilidad de percibir lo que me mostraban, cuáles intervenciones parecían ser más efectivas y cuáles no.

La integridad de los niños, la pureza de sus expresiones y sus respuestas viscerales, orgánicas, vistas una y otra vez, demostraron que nuestras experiencias tempranas durante la concepción, la vida prenatal, el nacimiento y el periodo neonatal son parte de nuestro ser y marcan profundamente quiénes seremos. Llegué a entender que los niños habían estado diciendo/retratando/viviendo sus historias de dichas experiencias todo el tiempo. Sólo que nosotros no teníamos un receptáculo para recibir biológicamente las experiencias tempranas por nuestra manera de conceptualizar.

La interrogante de nuestra naturaleza básica

En 1993 fui cofundadora, con Ray Castellino, de BEBA, una clínica no lucrativa con el propósito de desarrollar y estudiar el trabajo de orientación PPN con bebés y sus familias. Comenzamos a trabajar con familias, mientras algunos estudiantes grababan las sesiones. Resumíamos las sesiones y revisábamos los videos para entender mejor lo que aquellos pequeños bebés nos estaban mostrando. Varios de los patrones y comunicaciones constrictivas parecían estar asociadas con experiencias estresantes o traumáticas prenatales y del nacimiento. Dichos patrones parecían ser creencias implícitas, de naturaleza holística con elementos somáticos, energéticos, emotivos, mentales y concernientes a las relaciones. Los bebés también demostraron la habilidad para comprender la comunicación verbal compleja y emprender interacciones más allá de las habilidades tradicionalmente reportadas. Si el lector desea mayor información además de cuatro ejemplos clínicos, vea mi artículo "The Power of Beliefs: What Babies are Teaching Us" [El poder de las creencias: lo que nos enseñan los bebés] (2002a), incluido en este libro en el Apéndice "El poder de las creencias".

En 1999, Marti Glenn me pidió que colaborara y me uniera a un equipo central para abrir el Santa Barbara Graduate Institute, que tendría los grados de maestría y doctorado en psicología prenatal y perinatal (PPN). Yo presidí el programa PPN; Glenn y yo fuimos coautores del programa académico en psicología prenatal y perinatal. Fue un esfuerzo emocionante que completó un círculo. Durante tres décadas el campo de la psicología prenatal y perinatal había sido como un bebé, creciendo y desarrollándose en el útero, explorando el punto de vista del bebé acerca de su experiencia temprana.

Dicho campo en desarrollo salía al mundo para formar relaciones con otros aspectos en desarrollo de la psicología infantil: la neurociencia, la vinculación, la psicoterapia padres-infante y el desarrollo infantil. Con estos surgimientos, mi dilema volvió a emerger. Después de permitirme soltar ideas y teorías previas en cuanto al desarrollo infantil y de examinar la perspectiva de la psicología prenatal y perinatal durante una década, me reencontré con la teoría, la investigación y la práctica. Mientras lo hacía, percibí la tensión que existía entre las dos perspectivas.

Por un lado, nuestros descubrimientos parecían acercarme más a dicha perspectiva, pero por otro, las paradojas y las diferencias permanecían. Por ejemplo, me sentaba a leer acerca de la teoría de Piaget del desarrollo cognitivo y la permanencia del objeto. Luego, escuchaba otra historia orientada en PPN, como la siguiente, relatada por Raquel, madre de Vini. Después de escuchar una plática de PPN de cuán conscientes están los bebés al nacer, Raquel decidió hablar con su hijo de tres años acerca de por qué había ocurrido una separación entre ellos después del nacimiento. Cuando comenzó a hablarle de la separación, el niño añadió: "Sí, no me gustó eso. Yo pensé que no ibas a regresar. No sabía si ibas a regresar".

En esa conversación, Vini, de manera espontánea y natural, reveló que tenía una idea clara de que él y su mamá eran distintas personas y sentía la relación con ella aun recién nacido. Ahí estaba la paradoja. La teoría de Piaget sobre la permanencia del objeto sugiere que el sentido del otro es desarrollado a lo largo de los primeros 18 meses después del nacimiento y, sin embargo, los comentarios de este niño de tres años demostraban que supo que su mamá se había ido, que fueron separados. Expresó el tono emocional asociado con la necesidad de estar con ella y se preguntó si ella regresaría (en el futuro), ¡todo esto siendo un recién nacido!

Como nota aparte, Vini había mostrado escenas melodramáticas intensas en exceso cuando su madre empezó a dejarlo en la escuela maternal: era la primera vez que iba a estar separado de ella para entrar en una situación de grupo. ¿Qué palabras usaba él mientras eso sucedía? "Pero no te volveré a ver. Y, ¿si no regresas por mí?" Parecía que la integración con el grupo preescolar había provocado la memoria traumática de haber sido separado de su madre después de su nacimiento. Luego de reconocer tanto lo que había sucedido durante como sus sentimientos al respecto, su respuesta de ansiedad se disipó sin necesidad de otra intervención.

El dilema era cómo encontrar el sentido a la investigación del desarrollo temprano. Los hallazgos clínicos a partir de distintos entendimientos se volvieron mi nuevo enfoque. En el centro de las diferencias aparece la interrogante de nuestra naturaleza básica. ¿Somos humanos que desarrollamos la conciencia a medida que nos formamos y tenemos experiencia de la vida o somos una conciencia sensible con un sentido del ser a medida que nos formamos? ¿Podría ser que ambos puntos de vista se entrelazaran en una nueva perspectiva?

Me gustaría presentar otro hilo más en el tejido de mi tapiz personal que es parte integral de mi orientación: mi espiritualidad. En la secundaria fui religiosa y apasionada con respecto a mi creencia en Dios. Pero un día mis compañeros hablaban de las religiones del mundo y la burbuja de las creencias que mi iglesia había inspirado en mí se reventó por la diversidad de perspectivas que escuché. Dejé de ir a la iglesia porque dudé de lo que ésta defendía como *la verdad*. Me alejé de la religión hasta que cumplí 30 años cuando, durante el periodo de siete años de infertilidad, me aventuré en la profundidad de la introspección y la búsqueda.

Entonces empecé a leer textos orientados hacia la metafísica, que estaban fuera de las enseñanzas religiosas tradicionales. Leí con un apetito voraz y tuve la experiencia de una amplia diversidad de temas bajo el título de estudios de la conciencia, parapsicología, espiritualidad y psicología transpersonal. El elemento común de esas escuelas de pensamiento era nuestra naturaleza espiritual, nuestros estados expandidos de conciencia y la continuidad de la vida antes, durante y después de la existencia humana.

En 1989 encontré una vertiente espiritual que me hizo sentir en casa y comencé a meditar y trabajar en estados alterados de manera regular. Descubrí que tenía una habilidad natural para entrar en una serie de estados alterados (sin drogas) y vivenciar diferentes aspectos de la realidad de naturaleza "no física". Durante los últimos 14 años, mi espiritualidad ha sido el punto central de mi vida, rica en experiencias directas, exploraciones continuas mediante estados alterados de conciencia, una relación profunda con la divinidad y mayor integración con mi manera de ser.

En 1994, el hombre del que estaba enamorada, Bill, murió en un accidente automovilístico. Él había sido un médium talentoso y después de su fallecimiento inicié un estudio intensivo sobre las experiencias cercanas a la muerte, después de la muerte y la comunicación con seres espirituales. Varias de las creencias con las que crecí se vieron retadas por mis experiencias directas en este periodo. Dichos sucesos y los resultados obtenidos ampliaron mis puntos de vista acerca de la continuidad de la existencia más allá del cuerpo y cambiaron mi vida. Empecé a ver las correlaciones y similitudes entre las dos transiciones de la vida humana (encarnación y muerte) y aprecié más la vida dentro de esa gran continuidad.

Durante mucho tiempo me sentí dividida por mi trabajo como enfermera tradicional y de consultoría y mi trabajo espiritual personal. Iniciar mi labor personal y profesional en PPN fue una experiencia sanadora, mientras sentía una sensación creciente de la continuidad del ser y mi vida volvió a establecerse.

Tanto en mi trayectoria profesional como espiritual, necesitaba alejarme de lo que había aprendido para poder abrirme a nuevas posibilidades por medio de experiencias directas, personales y con otros. Ahora he completado el círculo para crear un modelo que comience a integrar la plenitud de nuestra naturaleza espiritual y humana en la teoría, la investigación, las intervenciones del desarrollo temprano y las prácticas de la psicoterapia infantil.

Capítulo 2

Un contexto más amplio: hacia la integración y el holismo

Me gustaría centrarme ahora en una perspectiva más amplia, un contexto más teórico en el cual podamos situar el resto de mi presentación. Hace 20 años, mi búsqueda de un modelo integral del desarrollo temprano estuvo en sincronía con un movimiento mayor en la física, el interés mundial por la psicología y la salud; en ese momento hubo un acercamiento hacia la teoría holista, la perspectiva de las interconexiones y de la integración.

Desde el campo de la ciencia, la holografía y los sistemas dinámicos de teorías que hacen referencia a la interconexión, los enfoques curativos de la medicina integral y holista que unen cuerpo-mente-espíritu, o las investigaciones sobre metodologías emergentes, un pulso colectivo parece estar acercándonos a perspectivas y enfoques más integrales. La conexión cuerpo-mente nos recuerda el campo de la psicología somática; los estudios de psicología transpersonal y de la conciencia expanden nuestra definición y el estudio de la naturaleza humana y sus habilidades, así como la psicología integral hace, de nuevo, la unión entre mente-cuerpo-espíritu.

El enfoque integral de Wilber

A la vanguardia de dicho movimiento está Ken Wilber, identificado por algunos como el pensador filosófico más completo de la actualidad. Durante los últimos 25 años, Wilber ha puesto de relieve quizá la ciencia más completa acerca del estado consciente y el espectro de la experiencia humana hasta el presente (vea en la bibliografía una lista de sus publicaciones). Volumen tras volumen, hace una recopilación de los fundamentos de Oriente y Occidente para estudios del estado consciente, y teje una historia real multifacética e integrada del ser, que incluye el estado consciente y nuestra naturaleza espiritual.

El modelo que presenta, así como sus ideas, son complejos e inclusivos; provee la base para observar el espectro más completo de la naturaleza, la experiencia y las interrogantes. En mi opinión, su enfoque integral ofrece un marco de referencia efectivo de elementos y conceptos para construir un modelo integral de desarrollo temprano que engloba: *1)* nuestra naturaleza espiritual sensible; *2)* nuestras experiencias prenatales y perinatales; y *3)* teorías contemporáneas sobre el desarrollo temprano.

En esta sección exploraremos algunos de los conceptos clave y perspectivas de Wilber y consideraremos la manera en que pueden apoyar la sinergia de una perspectiva integral, con ayuda de algunos ejemplos de la literatura prenatal y perinatal.

Al construir su modelo integral, Wilber (1998) formula la creencia virtualmente universal que aparece en la gran cadena del ser de las tradiciones religiosas premodernas más importantes.

> De acuerdo con esta perspectiva casi universal, la realidad es un rico tapiz de niveles entretejidos, que alcanzan desde la materia hasta el cuerpo, la mente, el alma y el espíritu. Cada nivel superior "envuelve" la dimensión menor (una serie de nidos dentro de nidos dentro de nidos del ser) de manera que cada acontecimiento en el mundo es entretejido con otro y, finalmente, son envueltas y abrazadas por el Espíritu, por Dios, por la Diosa, por el Tao, por Brahma, por el Ser Absoluto. (p. 6)

En la *gran cadena* cada nivel es llamado holón (ambos un entero en y de sí mismo, así como una parte del siguiente nivel holón). Así, por ejemplo, el cuerpo es tanto su propio nivel de realidad y una parte del superior, un nivel más abarcador, la mente. Cada nivel superior contiene todos los elementos del menor, trascendiendo y añadiendo algo nuevo al nivel que lo antecede. Lo que destaca es que el ser físico es visto como si fuera abrazado y rodeado por el ser mental y ambos son una parte ser del alma y el ser del espíritu. Los niveles de alma y espíritu del ser son considerados primarios en relación con el físico.

Como vemos, este concepto casi universal de que los niveles del alma y del espíritu de la existencia son primarios y que los niveles espirituales rodean y contienen a los de la mente y el físico, y no viceversa, es la noción fundamental para construir un modelo integral de desarrollo temprano, así como un entendimiento de los hallazgos en la literatura acerca de la psicología prenatal y perinatal.

En su libro *Ciencia y religión: el matrimonio entre el alma y los sentidos* (1998), Wilber hace énfasis en que, para la mayoría de la humanidad, la gran cadena del ser era el punto de vista que imperaba acerca de la realidad hasta que la civilización de Occidente, durante la era moderna, virtualmente negó su existencia. Durante ese tiempo, el materialismo científico tuvo relevancia y:

> En su lugar existía un concepto "llano" del universo compuesto básicamente de materia (o materia/energía), y este universo material, incluidos los cuerpos y cerebros materiales, podían ser mejor estudiados por la ciencia y sólo por la ciencia. Por tanto, en lugar de la Gran Cadena que alcanzaba desde la materia hasta Dios, ahora sólo había materia y punto. (p. 10)

Wilber describe tres modalidades de conocimiento asociados con los niveles de la gran cadena del ser. Cada modalidad tiene su sendero único de conocimiento y práctica para revelar sus hallazgos. El *empirismo sensorial* es la modalidad de conocimiento asociado con los niveles de la materia y el cuerpo, los niveles físicos de la existencia, y depende de la observación de la información monológica, por ejemplo, el examen de la mente mediante un electroencefalograma. El *empirismo mental* es la modalidad de conocimiento asociada con el nivel de la mente y depende de la experiencia mental interna, como sucede en la fenomenología y la hermenéutica, en las cuales uno establece un diálogo para obtener conocimiento. El *empirismo espiritual*, el tercer sendero de conocimiento, está asociado con los niveles superiores de la existencia del alma y del espíritu y es alcanzado mediante la experiencia espiritual directa con la divinidad; es opuesto a la lógica, la razón y la mente.

Wilber también destaca que en la era moderna los niveles superiores de conocimiento se colapsaron con el *empirismo sensorial* y, por tanto, disminuyen lo que es real de lo que es conocido mediante dicho empirismo. Con este colapso, fue considerada verdad científica sólo lo que pudiera ser verificado mediante los sentidos y la observación.

De diversas maneras, nuestras perspectivas del desarrollo temprano (puntos de vista para entender a los niños pequeños y métodos que los estudian) retratan la moderna manera occidental de pensar; nuestro enfoque se redujo al ser humano físico. La biología fungió como fundamento, y los niveles de la mente (y desde luego los del espíritu y del alma) fueron negados o ignorados. Incluso hoy día, en la mayoría de los miles de artículos y textos sobre el desarrollo infantil se evita mencionar la naturaleza consciente o espiritual, o los planos espirituales y de la mente como aspectos de la experiencia del infante.

En sus escritos, Wilber nos lleva a una progresión de la relación entre la ciencia y la religión, de la premodernidad hasta la era moderna y la posmoderna. Sugiere que el reto del presente es integrar ciencia y religión y, más específicamente, integrar ciencia y la *auténtica espiritualidad*, la que está basada en la experiencia directa y el empirismo espiritual, más que en la doctrina religiosa. En sus propuestas desarrolla su modelo como el marco de referencia que sostiene la integridad de las tres modalidades empíricas del conocimiento y restablece los parámetros apropiados para cada una.

Uno de los talentos de Wilber es su habilidad para asimilar una cantidad masiva de información y encontrar la similitud y los patrones. Después de reunir miles de trabajos acerca de cada investigación humana, Wilber descubrió que podían ser organizadas en tres perspectivas básicas de investigación: yo, nosotros y ello. Cada perspectiva tiene un dominio único de investigación y experiencia, a saber:

- La perspectiva *yo* resulta a partir del punto de vista *subjetivo del ser* de la estética. Es la expresión; su dominio es lo *bello*.
- La perspectiva *nosotros* habla del ámbito de lo intersubjetivo de la interacción colectiva y la conciencia social; su dominio: lo *bueno*.
- La perspectiva *ello* está enfocada en las realidades *objetivas*; realidades que pueden ser estudiadas y conocidas mediante el método empírico y monológico; su dominio es lo *verdadero*.

Cada dominio o ámbito, sugiere Wilber, posee su propio lenguaje, valores, enfoque y medios para conocer. Wilber tomó en cuenta estas áreas para crear su modelo integral de cuatro cuadrantes, que podían contener "un espacio" para cada dominio particular. Dicho modelo ha sido explicado con gráficas y efectivos mapas, tejidos a lo largo de sus numerosos textos, representados en "una teoría de todo: una visión integral de la ciencia, la política, la empresa y la espiritualidad" (2001). El cuadro 1 resume los elementos seleccionados de su modelo que utilizaremos para construir nuestro modelo integral del desarrollo temprano.

Cuadro 1. Cuadrantes del modelo integral de Wilber

Interior individual	Exterior individual

Yo → Subjetivo
Intencional
Interpretación
Declaraciones en primera
  persona
Lo *bello*
	Ello → Realidades objetivas
	Conductual
	
	Declaraciones en tercera
	  persona
	Lo *verdadero*

Interior colectivo	**Exterior colectivo**

Nosotros → Colectivo
 	
Intersubjetivo
Significado interpersonal
Entendimiento mutuo
Conocimiento del mundo,
  cultura
Moral
Lo bueno
	Ello → Correspondencia
	  objetiva y funcional
	Interobjetivo
	Declaraciones en tercera
	  persona
	Sociedad
	Sistemas teóricos en red
	Marco de referencia/fun-
	  cionalidad
	Lo verdadero

El modelo integral de Wilber se hace más complejo y elaborado, pero para nuestro propósito resulta de valor sólo apreciar cada una de esas tres perspectivas (yo, nosotros, ello*)*, los cuatro cuadrantes y las tres maneras de conocimiento, ya que hacen referencia a los aspectos particulares de investigación. En la psicología, cada uno está relacionado con los aspectos diferenciados de investigación y entendimiento del desarrollo y la experiencia humana.

Wilber hace notar que numerosas escuelas de psicología han reducido su enfoque sólo a un aspecto, haciendo mayor el entendimiento de dicho aspecto, aunque también reduciendo el entendimiento de ese enfoque particular o aspecto de investigación al no integrar la información del pensamiento de otras escuelas (2000). Por ejemplo, una perspectiva puramente centrada en la conducta pondría de relieve los aspectos objetivos externos de un problema y dejaría sin atender los internos. El enfoque integral de Wilber intenta presentar un marco de referencia que podría permitir la singularidad de numerosas perspectivas, uniéndolas en un meta modelo. En su libro *Una visión integral de la psicología* (2000) reúne cientos de teorías de desarrollo y modelos, mientras presenta un punto de vista exclusivo sobre el desarrollo humano y la psicología integral.

El material de Wilber resulta vigorizante, nos lleva desde las planicies de la era moderna a una realidad multifacética y pluridimensional que reinfunde nuestra naturaleza espiritual y conciencia primaria u original, reestablece la integración cuerpo-mente-espíritu y honra las modalidades internas de conocimiento mediante el empirismo mental y el espiritual, y externamente por medio del empirismo sensorial. Tanto su modelo como sus escritos contribuyen de manera significativa, por su capacidad de aclarar y abarcar la escala más completa del desarrollo temprano y PPN, al dar su lugar a cada perspectiva por medio de su singular contribución.

En repetidas ocasiones, Wilber señala el problema que sucede cuando más de una modalidad reduce la verdad o el mismo conocimiento a su propia modalidad (1998). También hace énfasis en que lo que es considerado como verdad en una modalidad de conocimiento, no tendrá conceptos correlativos en otras modalidades, pero nos advierte del peligro de que la validez de una modalidad dependa de otras modalidades.

Por ejemplo, el empirismo espiritual se adquiere mediante la experiencia directa e interna de lo divino. Existe gran cantidad de investigaciones acerca de prácticas de meditación y estados del ser que hablan de varios niveles y tipos de experiencias *internas* de lo divino. También hay un cuerpo de investigación que examina las correspondencias monológicas de esas experiencias internas que han trazado un mapa de las ondas cerebrales observadas en las distintas experiencias internas meditativas.

Wilber nos advierte que no usemos la información sensorial para "probar" que los estados y experiencias interiores son reales; sugiere que tengamos cuidado de honrar cada modalidad de conocimiento y encontrar su validación mediante el proceso: *1)* la creación de la práctica o procedimiento: "Si deseas saber acerca de esto, haz esta práctica"; *2)* tener experiencia directa y reunir los datos; y *3)* compartir esto con otros que han seguido el curso, además de verificar si hay concordancia (1998).

Examinemos lo anterior con el ejemplo siguiente. Yo podría decir que "todas las experiencias reportadas sobre meditación acerca de una experiencia directa con lo divino son reales Debido a que las lecturas de los electroencefalogramas muestran patrones consistentes cuando las personas reportan 'X Y Z...'" Resulta muy tentador porque pienso que estamos culturalmente inclinados a dar más validez a la "prueba" de la modalidad sensorial que a lo real.

Siguiendo con el ejemplo de la meditación, Wilber podría sugerir que, pese a que las modalidades de conocimiento encuentran conceptos correlativos en otros dominios, aún resulta crítico que cada uno pueda ser verificable en su propio dominio. En otras palabras, los datos sensoriales nunca podrán describir o incluir la naturaleza de la experiencia interna a partir de las experiencias meditativas. Las lecturas monológicas de los electroencefalogramas nunca podrán describir o expresar la experiencia espiritual interna de una persona durante un estado meditativo.

Dado que los modelos del desarrollo temprano han estado básicamente fundamentados sobre los datos de conducta y el empirismo sensorial, así como en la investigación (con poca o no inclusión de los ámbitos internos de la mente, alma y espíritu), los hallazgos clínicos de PPN resultan particularmente significativos, ya que hacen un mapa del interior de nuestras experiencias más tempranas y nos permiten redescubrir nuestra naturaleza espiritual, así como la experiencia espiritual a medida que comenzamos nuestra vida humana.

Tres maneras de conocer: el postulado del doctor Farrant

El siguiente es un rico ejemplo que ilustra varios puntos importantes. Graham Farrant, psiquiatra australiano, fue uno de los pioneros en PPN que por desgracia murió sin publicar sus numerosas experiencias y hallazgos realizados durante los años que dedicó a la investigación (Farrant 1986a/b; Larimore y Farrant, Raymond, 1998).

Durante la década de los setenta, Farrant realizaba la "práctica tradicional" hasta que conoció la terapia primal. En una de sus sesiones, se encontró explorando el terreno primordial de sus experiencias durante el estado espermático, el huevo y los viajes conceptivos. En 1979, se filmó en cinta de video durante una sesión de terapia regresiva cuando volvía a tener la vivencia de lo que llamó la *conciencia celular* de su propia concepción. Durante su regresión, relató que la experiencia corporal contradijo dos hipótesis médicas; durante su experiencia primaria, su mente quería utilizar dichas hipótesis para descalificar su experiencia corporal. Por ejemplo, encontró que en su propia experiencia en el viaje descendiendo por la trompa de Falopio como huevo fertilizado, hacía pausas para considerar si realmente deseaba vivir.

El párrafo siguiente acerca de su experiencia, narrado por él mismo, aparece en una entrevista con Steven Raymond, como parte de un artículo para *The Pre-&-Natal Psychology News:*

Parecía un momento crucial, sentía el mundo a mi alrededor, el ambiente materno y el estado físico, mental y espiritual de mi madre como una pareja simbólica y si debía o no vivir, en esa ocasión, la vida se daría. Ésta fue mi interpretación emocional de mi experiencia física. Sin embargo, estaba intelectualmente convencido de que la realidad física del huevo era una rotación continua y progresiva en movimiento, descendiendo por un tubo. (Raymond, 1988, p. 5)

En 1983, cuando salió la película *Miracle of Life* [El milagro de la vida], la información sensorial visual demostró por primera vez que el viaje físico del huevo fertilizado era como Farrant lo había vivenciado, y no como los médicos suponían. Farrant vio el filme y comentó después que éste verificaba su experiencia física: "se trataba de otra increíble confirmación, que avalaba mi experiencia como verdadera y que tanto me había resistido a aceptar". (p. 6)

Farrant expandió la información acerca de su experiencia y las pausas en el tracto:

Mi experiencia al flotar, total y personalmente, fue que se trataba de una reevaluación espiritual, como ya mencioné. Es otro espacio donde el huevo fertilizado estudia o examina sus orígenes, su realidad de pre-gameto como un espíritu o alma. La concepción es una trilogía, no una dualidad. Es un asunto de tres: cuerpo, mente y alma; el huevo, el esperma y el alma se reúnen para unirse. La conciencia antes de la concepción de los gametos tiene la cualidad predominante del espíritu. Desde luego que dichas células tienen un ingrediente químico y biológico tanto como humano, pero también tienen una cualidad etérea y espiritual. Una vez fertilizadas, ocurre una especie de examen de la verdad. Jung lo llamó "paraíso intrauterino", donde el cigoto humano no está adherido a la pared del útero; está desprendido, en el sentido espiritual de dicha connotación. (p. 6)

Farrant relató su diálogo interno acerca del cuestionamiento de la validez de su experiencia interna.

Originalmente tuve la misma dificultad que cualquier persona con entrenamiento científico. Deseaba hacer una doble verificación que aportara la "prueba", pero en general en la psiquiatría y particularmente en las terapias resulta en extremo difícil lograr estudios concretos. En lo que he llegado a confiar más y más con el paso de los años es en observar con profundidad y sostenidamente el cambio en los adultos que, antes de la terapia, mostraban una serie interminable de problemas. Por ejemplo, la incapacidad de concebir, artritis reumatoide, úlceras, enfermedades psicosomáticas o síndromes psiquiátricos que antes no habían tenido respuesta a los medicamentos o la psicoterapia. En casos como éstos, cuando lográbamos un recuerdo del momento de la concepción, cuando éste era expresado, mitigado e integrado, y sucesivamente había un cambio drástico, espontáneo y constante en la personalidad, la conducta y las experiencias interactivas de vida, me convencí de que las experiencias vueltas a vivir con la terapia por fuerza estaban basadas en una realidad concreta. (p. 6)

Cuando Raymond lo cuestionó acerca de la posibilidad de una imaginación impuesta como explicación de las experiencias, Farrant replicó:

[…] Creo en la verdad de la terapia acerca de las experiencias en el momento de la concepción porque he podido identificar movimientos específicos del cuerpo, especialmente de las manos, en relación con fenómenos específicos que suceden en secuencia. Éstos se presentan consistente y espontáneamente en diferentes pacientes que no se conocen. En sus regresiones, creen que están volviendo a vivenciar varios aspectos de su concepción, como la implantación, estar flotando en el útero o descendiendo por el tubo, así como la concepción y antes de ésta. Es cierto que quizá sepan que el paradigma que sustento incluye la concepción, pero no conocen los distintos movimientos que he relacionado desde antes con las variadas memorias de concepción; además, tales movimientos surgen de manera espontánea, incluso sin control. Ésta es una razón por la que estoy convencido que sus experiencias son memorias y no metáforas.

Sin embargo, no sólo he reconocido movimientos específicos asociados con memorias de una concepción determinada, sino que también he sido capaz de ligar varios síndromes clínicos en los reportes de experiencias terapéuticas específicas dentro de esos primeros diez días entre la concepción y la implantación. (p. 7)

En los ejemplos de las experiencias del doctor Farrant resaltan varios puntos importantes. Su observación del viaje de la concepción durante sus primeras regresiones está inmersa en un profundo entrelazamiento con los tres tipos de conocimiento, orientados en el empirismo espiritual, el mental y el sensorial. Farrant encontró correlaciones entre el filme que vio y los patrones de movimiento que correspondían con el contenido de sus experiencias. Aun así, fue su descripción de las modalidades integradas para conocer su experiencia interna lo que dio vida al profundo concepto de viaje.

Numerosos hallazgos orientados en la psicología prenatal y perinatal de los reportes clínicos sobre adultos y niños del interior (el cuadrante superior izquierdo del modelo de Wilber) reportan niveles de existencia que parecen estar entretejidos con nuestras modalidades superiores de conocimiento (los niveles del alma y del espíritu) con los de la mente y del cuerpo. Esto es algo único, porque la gran mayoría de las investigaciones sobre desarrollo temprano y teoría proviene del empirismo sensorial y de observaciones externas. La recomendación de Wilber de validar y respetar cada modalidad de conocimiento en su ámbito es importante porque respetar y comprender la "veracidad" de las modalidades superiores de conocimiento en el desarrollo temprano resulta crucial para la integridad de nuestros modelos.

Esta sección del libro está enfocada en un contexto más amplio y donde pueden ser situados un modelo integral de desarrollo temprano, así como la experiencia. En la era moderna, el materialismo científico dominaba el punto de vista mundial con el colapso del empirismo espiritual y mental hacia un empirismo sensorial. De ahí que la perspectiva de Occidente se centrara en puntos de vista de una realidad basada en la materia y la naturaleza biológica de la vida.

En la era posmoderna, Wilber (y otros) sugirieron que nuestra tarea es restaurar lo que era considerado casi el punto de vista imperante antes de la época moderna: la gran cadena del ser. Dicho punto de vista mantiene que el nivel físico es sólo uno envuelto en un tapiz de niveles entretejidos progresivamente, que alcanzan desde el cuerpo a la mente, al alma y al espíritu, considerando primarios los niveles espirituales. Cada nivel contiene su modalidad única de conocimiento, así como métodos empíricos. El viaje de la concepción del doctor Farrant demuestra cómo cada modalidad contribuye a nuestro mejor entendimiento de la experiencia humana temprana.

Nuestro universo interconectado

Ahora que tenemos un marco de referencia y un contexto más amplio donde situar nuestro modelo, deseo exponer algunos conceptos clave y algunos principios relacionados con el empirismo sensorial de la física para que en la próxima sección sea sencillo informar sobre los hallazgos fenomenológicos. Tanto el estilo como el tono en esta sección son una presentación de ideas, teorías e información. Cada una me ha hecho ser más receptiva a las nuevas maneras de concebir y de percibir la realidad, así como las maneras de existir en este mundo.

Por tanto, las ideas que a continuación cito fueron útiles para la creación de la propuesta del modelo integral de desarrollo temprano. Durante los últimos 20 años, mi trayectoria ha resultado ser un tapiz de: *1) experiencias directas* que no encajaban en el modelo newtoniano; no sólo mis experiencias con bebés, sino también gran parte de las espirituales y metafísicas, mis experiencias de sanación y las que activamente creaban mi vida; y *2) la lectura, además de la exploración de teorías y hallazgos* que no sólo validaron lo que mis experiencias directas estaban revelando, sino que también ofrecían nuevas perspectivas, nuevos modos de concebir y percibir que despertaron posibilidades más amplias para la exploración de mi experiencia directa.

Como antes expliqué, el estilo y el tono en esta sección son una presentación de ideas, teorías e información. Aquí pongo de relieve varias teorías importantes, así como hallazgos en el campo de la física, la teoría holográfica, el ámbito morfogénico, la memoria y la continuación de la vida fuera de la existencia humana. En el próximo capítulo utilizaremos dichos conceptos para construir el modelo integral. El material resulta más denso y podrá servir de referencia para futuras consideraciones.

Como he dicho, antes de la era moderna, el punto de vista holonómico universal estaba basado en la gran cadena del ser (vea p. 24).

Bajo este punto de vista, nuestra naturaleza espiritual fue retenida para ser la primera y para contener nuestra existencia física. Durante la era moderna, el materialismo científico se volvió el concepto universal dominante y los físicos newtonianos consideraron el mundo bajo una perspectiva mecánica. Por primera vez, el universo manifiesto de la materia era considerado como la realidad fundamental. De acuerdo con la física newtoniana, la materia podía ser reducida en partes separadas, el total siendo la suma de sus partes, y mejor entendida mediante mediciones objetivas sensoriales. El mundo era visto como una realidad objetiva en la que éramos observadores aislados.

El tiempo y el espacio eran absolutos y todo podía ser explicado tomando en cuenta las causas y mediante la observación. Se consideraba que el espacio era un vacío, incluso no se tomaba en cuenta en los cálculos matemáticos por ser intrascenden-te. La influencia de tal perspectiva universal invadió no sólo la física, sino cada área de investigación, incluida la psicología, el desarrollo temprano y, como el doctor Larry Dossey afirma, la medicina (1999). Para quienes existimos en el siglo XX, esta perspectiva ha sido el fundamento de cómo percibimos y con-cebimos lo que es real, incluso nuestra diaria manera de vivir.

Sin embargo dicha perspectiva de la realidad se desenmarañó durante el siglo XX, conforme los físicos comenzaron a des-aprobar varios de sus preceptos básicos. En contraste, los nue-vos físicos describieron el universo no como una máquina, si-no como un *organismo viviente siempre en evolución, holográfico y holonómico por naturaleza*. David Bohm caracterizó la natu-raleza del universo de este modo: "el todo está presente en ca-da parte, en cada nivel de existencia. La realidad viviente, que es total, entera y indivisible, está en todo" (Wilber, 1982, p. 192). Bohm describió la existencia como una unidad universal completa en un flujo perpetuo dinámico de movimiento siem-pre cambiante.

Los físicos descubrieron que la materia no era la unidad fundamental rodeada por un espacio vacío. Conforme frag-mentaron la materia en unidades más y más pequeñas, llegaron a un punto en que ya no poseía dimensión alguna. Lo que con-sideraban un espacio vacío entre la materia era, en verdad, un océano infinito sin dimensión de campos de ondas de ener-gía conectados. El material de dicho océano es llamado energía punto-cero. Como explica McTaggart en su libro *El campo: en busca de la fuerza secreta que mueve el universo*:

> La energía punto-cero era la energía que estaba presente en el espacio más vacío en la energía más baja posible, a partir de la cual no podía re-moverse más energía: la mayor cercanía a la que el movimiento de la materia subatómica puede estar del cero. (2002, p. 20)

La existencia del campo del punto cero implicaba que toda la materia en el universo estaba interconectada por ondas, que son esparcidas a través del tiempo y el espacio, y pueden seguir hasta la eternidad, atando una parte del universo a otra. (2002, p. 24)

Los ejemplos siguientes dan una idea de la magnitud de la energía contenida en el espacio de energía punto cero. El físico Richard Feyman relata que: "La energía en un espacio cúbico de materia es suficiente para hervir todos los océanos del mundo" (2002, p. 24). Talbot escribe: "Cuando los físicos calculan la cantidad mínima de la energía que posee una onda, ¡encuentran que cada centímetro cúbico de espacio vacío contiene más energía que el total de la energía de toda la materia conocida!" (1991, p. 51). Por tanto, se reconoció que el espacio no sólo no era un vacío, ¡sino que también contenía la magnitud de la energía que excedía por mucho la energía en nuestro mundo material!

Bohm llamó *orden implícito* a este orden del universo. Las propiedades de dicho orden eran bastante distintas de las explicadas por los principios newtonianos. El orden implícito, no teniendo locación ni espacio, es no local, no lineal y contiene infinitas posibilidades, así como energía. Su naturaleza es oculta, no vista, no manifiesta y primordial. La existencia está envuelta en el orden implícito.

Bohm llama *orden explícito* al mundo físico tridimensional de la materia, y sugiere que el orden implícito se desenvuelve en el explícito. En los experimentos de laboratorio, se vio que la energía funcionaba como ondas de energía en el orden implícito, y también como partículas cuando era vista con métodos tridimensionales de observación. En otras palabras, antes de ser observada, la energía en el orden implícito funcionaba como una onda de energía infinita, completa y continua. Cuando era observada, se colapsaba en una partícula en el orden tridimensional explícito, apareciendo en un espacio y tiempo específicos.

Al considerar el todo y la interacción entre el orden implícito y el explícito de la existencia, ésta podía verse como una danza continua y completa entre lo implícito y lo explícito, todo aquello que está oculto y está implícito en el universo y nuestro orden físico explícito manifiesto del universo en una relación siempre evolutiva de experiencia envolvente y desenvolvente.

Bohm afirma:

> [...] el espacio vacío contiene toda esta energía y la materia es un aumento sutil en la energía y, por tanto, la materia es como pequeñas ondas de este tremendo océano de energía, que tiene relativa estabilidad y que es manifiesto. Ahora, de ahí mi sugerencia de que este orden implica una realidad inmensamente más allá de lo que podemos llamar materia. La materia por sí misma es sólo un pequeño oleaje en este escenario. [...] Y el océano de energía no es primario en cuanto a espacio o tiempo. [...] Es primario en cuanto al orden implicado. (Wilber, 1982, p. 56)

La científica Mae-Wan Ho en su artículo "The Entangled Universe" [El universo intrincado], expone tres conceptos en términos de cómo consideramos a los organismos y, especialmente, a los seres humanos:

> Consideren que cada organismo es una entidad que no está realmente confinada dentro del cuerpo sólido que vemos. El cuerpo visible sólo ocurre cuando la función del organismo es más densa. Ondas cuánticas invisibles se desprenden de todos nosotros y penetran otros organismos... Cada uno de nosotros contenemos las ondas de todos los demás organismos, entrelazadas con nuestra estructura... finalmente, cada uno está apoyado y constituido por todo lo que existe en el universo. (2000, p. 23)

Uno de los hallazgos y principios más sorprendentes de la física cuántica es la propuesta de una realidad no local. En su artículo, Ho describe los hallazgos de los experimentos que condujeron a entender dicha propuesta:

> El experimento consiste en permitir que partículas elementales preparadas en pares se movieran, alejándose en direcciones opuestas. De acuerdo con la teoría cuántica, si medimos la propiedad de una de las partículas del par, como su giro, la otra partícula tendrá una propiedad correlativa… *sin importar cuán distantes estén las partículas* cuando se realiza la medición. Los resultados no pueden ser explicados mediante una señal que es enviada desde una de las partículas para ser medida por la otra. A dicha señal, si existe, no le tomará tiempo viajar, lo que es considerado imposible en la física clásica. La conclusión a la que podemos llegar es que el efecto de la medición (el colapso de la función de la onda) de una de las partículas es de alguna manera comunicada instantáneamente a la otra. Antes de la medición, ninguna de las partículas tenía realmente una propiedad definida, y las partículas separadas contenían un *solo sistema coherente.* (2000, pp. 21-22)

Por tanto, una vez relacionadas o puestas en contacto con la otra, no importa cuán distantes, las partículas tenían la habilidad para influir en la otra de manera instantánea. Piense el lector los millares de inferencias que esto puede tener entre los padres y sus hijos. En la física newtoniana, el todo es visto como la suma de sus partes. Ahora no sólo el todo es apreciado como más que la suma de sus partes, sino que se considera que contiene el principio organizador de sus componentes.

El paradigma holográfico

Al escuchar la palabra holograma, muchos pensarán en imágenes vistas en películas de ciencia ficción. Yo, por ejemplo, pienso en la imagen tridimensional de la princesa Leah en *La guerra de las galaxias*. El paradigma holográfico sugiere que nuestro universo completo es holográfico por naturaleza, que los organismos son holográficos y que nuestros cerebros humanos funcionan como un holograma.

A principios de la década de los noventa leí el libro de Michael Talbot *The Holographic Universe* [El universo holográfico], y me sentí muy influida por el contenido. Después de eso asistí a numerosos talleres de rediseño holográfico, un sistema de sanación que incorpora los principios de este paradigma. El trabajo fue poderoso, efectivo y trajo mucha luz sobre lo que la teoría holográfica propone. También obtuve capacitación de Franklyn Sills, quien incorporó el entendimiento holográfico a su entrenamiento en biodinámica craniosacral, que se convirtió en el fundamento central de mi trabajo orientado en PPN. Por tanto, para mí, el trabajo que realizo es el marco de referencia tanto de mi teoría como de mi práctica.

Talbot describe el proceso foto-holográfico que ilustra los conceptos y principios holográficos de la manera siguiente:

> Un holograma es producido cuando una luz de rayo láser es dividida en dos rayos separados. El primer rayo es rebotado del objeto que será fotografiado, en este caso, una manzana. Luego al segundo rayo se le permite chocar con el reflejo de la luz del primero y el patrón de interferencia resultante es filmado.
>
> A simple vista, la imagen en el film no se parece en nada al objeto fotografiado. De hecho, se parece más a las ondas producidas cuando un puño de piedrecillas son arrojadas a un estanque de agua. Pero al momento en que otro rayo láser (en algunos casos, sólo una fuente de luz brillante) es iluminado a través de la película, reaparece una imagen tridimensional del objeto original. (1991, pp. 14-15)

De manera que un holograma fotográfico comienza como un rayo de luz que se separa en dos. Uno permanece con su forma original y es enfocado sobre la placa fotográfica; el otro sale y tiene la experiencia de ser un objeto tridimensional (digamos, una rosa roja); en otras palabras, tiene la experiencia como materia explícita. Dos rayos de luz convergen en la placa fotográfica y crean, sobre ella, lo que al ojo humano parecen círculos concéntricos (algo similar a los patrones de interferencia en el orden implícito, como un océano de influencia recíproca de ondas de energía). Cuando una luz brilla sobre la placa, la información codificada produce la imagen holográfica del objeto tridimensional, fotografiado detrás o más allá de esa placa. Así, la placa se ve como círculos concéntricos, aunque cuando la luz brilla sobre ésta, la rosa tridimensional holográfica aparece en el espacio que está más allá.

Los hologramas tienen la capacidad de almacenar grandes cantidades de información. También, cuando algún fragmento del holograma (la placa fotográfica) es iluminado, la imagen holográfica completa es recreada, no sólo el fragmento. Por tanto, en cada parte, se halla envuelta la integridad del todo y, cuando es iluminada, el todo se desenvuelve, no sólo un fragmento aislado.

En su libro de reciente publicación *Craniosacral Biodynamics* [Biodinámicas craniosacrales] (2001), Franklyn Sills incorpora tanto los conocimientos que tiene del paradigma holográfico como el del cuerpo humano. Al hacerlo, explica bien otra propiedad importante de los hologramas:

> En ausencia del rayo de referencia, ocurre algo sorprendente. Lo que sucede del otro lado es el caos. No existe claridad, ni una imagen coherente, no hay orden ni integración. El rayo que sirve de referencia, esa fuente pura de luz, es esencial para mantener el orden y la cohesión. Esta analogía tiene vastas repercusiones en lo que se conoce de todo el trabajo de curación. Es este rayo de referencia el que mantiene el orden y permite que haya coherencia e integración de la funcionalidad. (p. 42)

El holograma fotográfico ayuda a entender los procesos holográficos básicos, así como sus principios. Los científicos se encuentran estudiando dichos procesos en varios niveles de la existencia: desde los niveles cuánticos, subatómicos, moleculares, celulares, del organismo y del cuerpo y la mente humanos. Pese a que resultan fascinantes y por demás relevantes, la discusión de éstos puede volverse bastante intrincada y no constituye el centro de mi exposición. Por tanto deseo sólo mencionarlos para que el lector tenga una idea; doy más información sobre este interesante tema en la bibliografía.

Mae-Wan Ho, que habla de la naturaleza holográfica de los organismos, sugiere que: "La coherencia del organismo es mantenida mediante un proceso cuántico que permite una intercomunicación instantánea y que la memoria sea distribuida por todo el líquido cristalino del cuerpo, que sirve de medio holográfico". (2003, p. 197)

Ho explica de la manera siguiente las cualidades de dicho líquido cristalino que sirve de medio holográfico de apoyo:

> […] Las actividades del organismo son por completo coordinadas en un medio continuo que va de lo macroscópico a lo molecular. El organismo es coherente, más allá de nuestros sueños más ambiciosos. Cada parte está en comunicación con cada una de las restantes por medio de un medio líquido cristalino, dinámico, afín y responsivo, que llena todo el cuerpo, desde los órganos y los tejidos hasta el interior de cada célula. El líquido cristalino da a los organismos su característica flexible, una exquisita sensibilidad y respuesta, optimizando así una rápida intercomunicación que permite al organismo funcionar como un todo coherente. (2000, p. 20)

En el siguiente pasaje, Ho explica la naturaleza holográfica de los organismos. Edgar Mitchell, un astronauta del Apolo 14 y fundador del Institute of Noetic Sciences, en su libro *Nature's Mind: The Quantum Hologram* [La mente de la naturaleza: el holograma cuántico] (2003), explica los hallazgos en distintos niveles. En el nivel cuántico (orden implícito) describe el holograma cuántico como un portador de información fundamental no local. Una analogía que puede ayudar es que el holograma cuántico es a la materia lo que la mente es para el cerebro. Mitchell cita varias fuentes de investigación cuando sugiere que:

La información conducida por el holograma cuántico codifica la historia completa del objeto con respecto a su entorno tridimensional. Con el tiempo evoluciona para proporcionar un registro codificado no local de la "experiencia" del objeto en el espacio/tiempo de la cuarta dimensión del objeto conforme a su viaje en el espacio/tiempo y los estados cuánticos visitados.

Una de las implicaciones más profundas de esto es que el holograma cuántico contiene la historia completa de cada objeto codificada en el orden implícito y, por tanto, de cada individuo humano, incluidas nuestras experiencias en todos los niveles de existencia. Regresando a los términos de Wilber, el holograma cuántico entonces habría codificado información de todos nuestros niveles de experiencias sensoriales, mentales y espirituales.

Mitchell cree que el holograma cuántico puede explicar la teoría de Rupert Sheldrake acerca de la resonancia morfogénica. Schwartz y Russek (1999) describen la tesis de Sheldrake de la manera siguiente:

> La tesis de Sheldrake postula que los objetos existen (átomo, células, órganos) no sólo debido a la información que contienen, como el código genético, sino por la información y la energía de afuera, llamada "campos" en la física. [...] Propuso que este campo mórfico aumentaba con la experiencia; es decir, cada vez que un objeto tomaba la existencia, añadía la información de su forma al campo mórfico total. De ahí que dicho campo estuviera continuamente evolucionando, acumulando información con cada cosa nueva. Con cada réplica, era más sencillo que, con el tiempo, ocurriera el nacimiento de los átomos, los cristales, células u organismos... Sheldrake proponía que la información era almacenada en cualquier parte, equitativamente, y este almacenaje trascendía el espacio y el tiempo. (pp. 123-124)

Jean Houston, estudiante e investigadora del entendimiento y las habilidades humanas latentes, en su artículo "Reality and How It Works" [La realidad y cómo funciona] expone bellamente una de las implicaciones más importantes de la teoría de Sheldrake:

> [...] todos estamos conectados por lo que Sheldrake llama "campos morfogénicos", patrones organizadores que se tejen a través del tiempo y el espacio, que contienen los moldes para todas las estructuras, pero que pueden ser cambiados de acuerdo con nuestros pensamientos cambiantes y nuestras acciones. Por tanto, cuantos más incidentes, patrones de conducta o destrezas son duplicadas, más poderoso se convierte el campo morfogénico.
>
> Sheldrake cita la base del cambio de paradigma: Las cosas son como son porque siempre han sido así. Las leyes de la naturaleza no son absolutas, sino una acumulación de hábitos... Las leyes cambian, los hábitos desaparecen, emergen nuevas formas y funciones cuando un individuo o una sociedad aprenden un nuevo comportamiento. (2004, p. 1)

En *The Biology of Transcendence* [Biología de lo trascendente] (2002), Joseph Chilton Pearce habla acerca de los campos morfogénicos en términos de la habilidad humana para tener acceso a la enorme cantidad de información disponible de estos campos morfogénicos no locales. Da el ejemplo del fenómeno de los individuos que sufren del síndrome del sabio. Con un cociente intelectual de cerca de 25, tienen gran dificultad para funcionar en el mundo, sin embargo son capaces de tener acceso a ciertas áreas de conocimiento, como las matemáticas, y retienen información que está más allá de lo que consideramos posible. Hoy día se piensa que tienen acceso a los campos morfogénicos de información en el holograma cuántico.

Mitchell sugiere que el proceso evolutivo está guiado en varios niveles por el holograma cuántico no local y, por tanto, por los campos morfogénicos no locales. Esto implica que el holograma cuántico contiene toda la historia de nuestro universo y cada aspecto de éste, es teóricamente accesible para nosotros.

En su libro *The Living Energy Universe: A Fundamental Discovery that Transforms Science & Medicine* [El universo de energía viva: un descubrimiento fundamental que transforma la ciencia y la medicina] (1999), Gary Schwartz y Linda Russek exponen su teoría de la "memoria viva universal". Sistemáticamente sustentan el caso de que cada nivel de existencia funciona como un sistema dinámico, en espirales de retroalimentación en evolución continua de intercambio de energía e información. Schwartz y Russek explican:

> El proceso de la memoria viva universal (una expresión de la evolución en el tiempo) es un potencial sistemático en todos los sistemas de circulación espiral de As y Bs.
> Las A y las B pueden incluso ser dos péndulos en relojes de pared. Cuando se ponen en marcha, tendrán una resonancia espontánea, revisando su relación íntima, y emergiendo a una sincronía de oscilaciones. Los relojes entonces, digamos, se "organizarán" y serán un reloj doble, un sistema que se revisa a sí mismo. Finalmente, marcharán como uno solo. (p. 68)

Así, conforme A y B interactúan formando un sistema A-B y "acumulan memorias integrales sistémicas", cada una estará influida no sólo por la otra, sino también por dichas memorias. Su libro es un viaje fascinante en la evolución de su premisa, que teje hallazgos en biología, en la teoría del campo morfogénico, en la física, la homeopatía, en la experiencia de los pacientes con trasplantes, en la existencia después de la muerte y la comunicación, así como en las experiencias paranormales, como la visión telepática, que resultan congruentes con su teoría.

Abordando el tema de la posibilidad de la conciencia fuera del cuerpo y la supervivencia de ésta después de la muerte, los autores sugieren que si, finalmente, todo es información y energía como dice la física cuántica, y que la "información se refiere al patrón, la forma y la estructura; la energía se refiere a la fuerza y el poder, la capacidad para trabajar y vencer la resistencia; la energía hace el trabajo de la información. [...] ¿Es posible que el alma sea para el espíritu lo que la información es para la energía"? (p. 101)

Hacen énfasis en que estas espirales circulares de retroalimentación, dinámicas y en continua evolución ocurren en cada nivel de la existencia. En esencia, Schwartz y Russek sugieren que todo en cada nivel de la existencia tiene vida, memoria y evoluciona, lo que implica que la memoria (información y energía almacenadas) sucede tanto en el implícito como en el explícito (y también entre dichos órdenes), y que la memoria no es dependiente o limitada por nuestro mundo físico.

En su siguiente libro, *The Afterlife Experiments: Breakthrough Scientific Evidence of Life after Death* [Experimentos después de la vida: descubrimiento científico que evidencia la vida después de la muerte] (2002), Schwartz describe sus investigaciones basadas en el contacto con individuos después de que murieron, examinados bajo control riguroso. La evidencia es apremiante. Por tanto, en uno de los libros, él y Russek se enfocan en el proceso de retroalimentación dinámica mediante el cual la memoria resulta teóricamente posible en los planos no locales, así como en el físico. Schwartz examina el fenómeno de la existencia y la habilidad para comunicarse (recibir y enviar información) con individuos que ya no se encuentran en el plano físico. De ahí que sugiera la existencia de un *sentido de individualidad del ser después de la muerte* en que los individuos que han "muerto" conservan memoria de su vida humana y tienen la habilidad de comunicarse con otros en el mundo físico. El autor dice que sus investigaciones muestran que el receptor al final de la comunicación tiene la misma habilidad que los humanos para recibir información de individuos en el plano no local. (Para consultar otras lecturas, vea la bibliografía).

Mitchell describe el cerebro humano como un cerebro cuántico que utiliza tanto la información no local como la espacio/temporal, y argumenta que *ambas* son indispensables para percibir los objetos tridimensionales. También cita la descripción que hacen Marcer y Schempp (1997, 1998) del cerebro como un "procesador cuántico masivo paralelo" con la capacidad de decodificar la información a la que tiene acceso.

Recuerde el lector que la imagen holográfica fotografiada debe tener ambos rayos proyectados sobre la placa: el rayo que tiene la experiencia del objeto tridimensional y el de luz pura, para ser creado con éxito. Mitchell explica qué es necesario para percibir una realidad tridimensional como es y donde está:

> En cuanto la iluminación electromagnética (o señal acústica) emitida, la cual lleva consigo información de objetos, no es suficiente con presentar al cerebro un frente de onda tal como se le presenta a una placa fotográfica plana. Lo que es necesario es una señal virtual cuyo mapa sea trazado por la conjugación de fase o por el formalismo holográfico cuántico para decodificar la información y que la percepción y la cognición existan como las percibimos en la realidad tridimensional. El perceptor y la fuente de información necesitan una relación resonante para que la información pueda ser percibida de manera precisa.

Por tanto, no es directamente que percibimos un objeto, sino que recibimos la información cuántica del mismo y nuestro sistema la decodifica en una percepción tridimensional de la realidad de dicho objeto. Para que podamos percibir algo como real en nuestro mundo tridimensional, debemos resonar con el acontecimiento u objeto que estamos percibiendo. Debemos estar "en la misma fase" (el término técnico es fase de resonancia acoplada-adaptativa [PCAR en inglés]).

La película *Field of Dreams* [Campo de sueños] ofrece un ejemplo no técnico que ilustra el fenómeno. Una pareja construye un campo de béisbol y los jugadores a partir de lo que podría llamarse un "mundo implícito no local". Los jugadores en la cancha parecen reales. Sin embargo, uno de los personajes no puede percibirlos; no cree que sea posible, y no los percibe hasta un momento vital en que comienza a verlos. Podríamos decir que dicho personaje no estaba "en fase" o en resonancia con la realidad; una vez que ocurrió un cambio, pudo ver a los jugadores, como el resto de las personas presentes.

Mitchell afirma que la información intuitiva (lo que llama *percepción intuitiva*) sucede cuando alguien que percibe está en fase con el objeto o entidad asociada con el holograma cuántico. Esto habla de la percepción en un nivel no local. Mitchell hace referencia a los extraordinarios hallazgos reportados por Dean Radin en *The Conscious Universe: The Scientific Truth of Psychic Phenomena* [El universo consciente: la verdad científica del fenómeno psíquico] (1997). Radin provee los meta-análisis de cientos de pruebas que demuestran la percepción de información no local. La vista remota o a larga distancia, la telepatía, la clarividencia y la intuición son ejemplos de los tipos de percepción no local demostrados cuando la persona está recibiendo la información. En otros experimentos, algunos individuos y grupo de individuos resultaron ser transmisores de información local.

Existe evidencia contundente que demuestra nuestra habilidad para influir a la distancia en la materia, en objetos inanimados y máquinas, así como en receptores animados, incluidos otros seres vivos, con el uso de nuestra *atención* y nuestra *intención*. Un ejemplo de este tipo de influencia no local es la intención de curar a distancia. Lo que sorprende de los acontecimientos no locales es que, debido a su misma naturaleza, no dependen de nuestras acostumbradas restricciones espacio/tiempo. Por tanto, el impacto no se disipa por la distancia y ocurre de manera instantánea. Esto los hace marcadamente diferentes de las interacciones energéticas en las cuales hay una transferencia termodinámica de energía que sí toma tiempo y se disipa con la distancia.

Mitchell resalta que los humanos no hacemos consciente la información no local en nuestro funcionamiento diario. Aunque algunas personas son física o intuitivamente sensibles a este tipo de información, Mitchell sugiere que:

> Es necesario un entrenamiento como el que proveen varias tradiciones esotéricas y/o ciertos individuos naturalmente sensibles para percibir de manera rutinaria la información no local holográfica asociada con un objeto particular. Existe bastante evidencia que sugiere, sin embargo, que el cerebro cuenta con ese tipo de habilidades desde el nacimiento. La supresión cultural que condiciona durante la niñez y la consecuente falta de práctica hacen que se atrofie la habilidad natural de ser consciente, de percibir intuitivamente. En particular, en la tradición occidental, los intereses de educación han sido dirigidos al hemisferio izquierdo, las funciones racionales más que al lado derecho, que es la función intuitiva. Sin embargo, los adeptos al misticismo y la física natural demuestran rutinariamente que la información no local es perceptible a partir de objetos físicos cuando enfocamos la atención, aquietando al lado izquierdo y permitiendo que aparezcan las percepciones intuitivas. El hecho de que con el entrenamiento y la práctica, los individuos puedan recuperar, profundizar y reconocer su acceso individual cognitivo de la información intuitiva, no local, demuestra que el aprendizaje se está llevando a cabo con el cerebro completo y que incluye mayor coordinación y coherencia entre los hemisferios.

El fenómeno psíquico, las experiencias espirituales de meditación, así como los estados no ordinarios de la conciencia, todos parecen estar asociados con el acceso a dimensiones no locales de tiempo/espacio de nuestro mundo físico.

Esta última cita del trabajo de Mitchell resulta muy intensa:

> [...] el holograma cuántico puede ser etiquetado sin error como la "mente de la naturaleza" y la función intuitiva en los humanos que etiquetamos como "sexto sentido" realmente debería ser llamada "primer sentido". La percepción de la información no local ciertamente precedió y ayudó a darle forma por medio de la retroalimentación aprendi-

da, así como los sistemas sensoriales que evolucionaron en entornos planetarios y que comúnmente etiquetamos como los cinco sentidos normales.

Pese a que encuentro fascinante este ámbito de discusión, para el propósito de este libro sólo he puesto de relieve unos cuantos datos, para dar al lector algún sentido de lo mucho que ha cambiado la perspectiva universal, durante las últimas décadas, con los hallazgos científicos acerca de la naturaleza de nuestra realidad: nos hemos movido de un marco de referencia newtoniano hacia una existencia física situada dentro del holograma cuántico, un todo evolutivo que aprende, interactivo, interconectado, que se organiza a sí mismo; una realidad en la que los reinos cuánticos de los ámbitos envolventes implícitos, fuera del tiempo y del espacio, son un orden esencial y primario de nuestro universo.

Ahora veamos la presentación previa de la física con el modelo de los cuatro cuadrantes de Wilber, como fue mostrado en el Cuadro 1. El modelo incluye todos los ámbitos de investigación y entendimientos de la realidad y la experiencia humanas. La física es un campo de investigación que se enfoca en el mundo objetivo externo del *ello*. Depende de la observación sensorial empírica del mundo físico objetivo y del empirismo mental (matemáticas). En la siguiente sección, regresaremos a explorar el desarrollo temprano en el cual existe un gran énfasis en la exploración interna de la existencia. Por tanto, con el modelo de Wilber y lo anterior en mente, veamos ahora las experiencias fenomenológicas que tienen que ver con la creación del modelo integral de la experiencia temprana.

Capítulo 3

Construyendo un modelo
integral de desarrollo temprano

Aceptar las diferencias entre la perspectiva tradicional sobre el desarrollo temprano, con base en un entendimiento biológico, y la perspectiva basada en la investigación de la psicología prenatal y perinatal, así como trabajar con niños y bebés, han sido pasos importantes que han alentado mi proceso. Los puntos de vista, en general, los conceptos, metodologías en la investigación, las aplicaciones clínicas, así como el lenguaje expresado en el desarrollo temprano y en la literatura PPN pueden variar tanto, que parece que estuviera refiriéndome a planetas o especies diferentes. En otras ocasiones, veo que el pensamiento y las investigaciones recientes hacen que las perspectivas se acerquen, vinculando así nuestro mutuo entendimiento.

En la última década, con la ayuda de la tecnología de imágenes del cerebro, por ejemplo, nuestro entendimiento sobre la primera infancia se ha transformado. Trabajos recientes de neurociencia afectiva y teorías de la vinculación nos han dado una apreciación sorprendente de la importancia de la experiencia temprana y el papel esencial de la relación con la madre (o quien cuida al bebé) para lograr un desarrollo sano. Nuestras experiencias tempranas son vistas como arquitectos en el desarrollo del cerebro y la estructura del cuerpo, y crean un esbozo duradero.

En la literatura sobre desarrollo temprano, los modelos de los sistemas dinámicos no lineales, la autoorganización y la teoía de la complejidad están reemplazando los modelos más fragmentados del desarrollo temprano. En el prólogo escrito para *Emotion, Development, and Self-Organization: Dynamic Systems Approaches to Emotional Development* [Emoción, desarrollo y autoorganización: enfoques de sistemas dinámicos del desarrollo emocional] de Lewis y Granic, Alan Fogel describe los modelos de los sistemas dinámicos como "[...] caracterizados por la autoorganización mediante procesos de retroalimentación reiterativa que favorecen la posibilidad, la formación de patrones estables y de cambio, así como la innovación, el orden y el caos, el determinismo y el indeterminismo". (2000, p. xi)

Lewis y Granic presentan la orientación de la autoorganización al hacer referencia al texto siguiente:

[...] la emergencia del orden a partir del desorden y en particular la emergencia de formas coherentes de orden más elevado conforme las interacciones de varios componentes de orden menor y modelos de autoorganización que describen la emergencia de orden, coherencia, complejidad organizada y verdadera innovación en los sistemas naturales. (p. 9)

Allan Schore, Dan Siegel, Edward Tronick y otros han revolucionado el entendimiento del desarrollo humano temprano por medio de la presentación de un intrincado sistema de organización diádica necesario para el desarrollo sano de la primera infancia. (Para referencia futura, vea la bibliografía.) Por tanto, se ha visto que gran parte de los viejos modelos de estilo newtoniano han perdido la habilidad de explicar y describir con exactitud el desarrollo temprano. Los modelos más nuevos reflejan el cambio hacia "un orden de integración y complejidad más elevado en el entendimiento del ser integral en las relaciones".

Entonces, para construir un modelo integral de desarrollo temprano, hay bastante que poner sobre la mesa de las comunidades del desarrollo temprano. Varios de nuestros hallazgos, a partir del trabajo clínico orientado en la etapa prenatal y perinatal, son consecuentes con los descubrimientos y perspectivas del desarrollo temprano más novedosos.

Varias de las necesidades identificadas en los textos de desarrollo temprano, importantes para el desenvolvimiento sano y con una influencia profundamente positiva en la arquitectura del cerebro y el sistema del bebé, son consideradas verdaderas en la literatura prenatal y perinatal en cuanto a lo que es óptimo desde el comienzo de la vida, desde la concepción. En mi opinión, la nueva frontera en el desarrollo temprano, sitio donde se encuentra el siguiente nivel de entendimiento del crecimiento y desarrollo óptimo, implica llevar dichos hallazgos a un contexto más amplio, situado en los niveles de mente-alma-espíritu del ser y de la realidad.

En otras áreas de búsqueda, relativas al empirismo mental y espiritual y que investigan los niveles de mente-alma-espíritu, como la psicología transpersonal, los estudios de la conciencia, las prácticas de la meditación, la espiritualidad, la investigación de experiencias cercanas a la muerte, la intención humana, la curación a distancia y otros temas, encontramos evidencia y apoyo para nuestra *naturaleza pluridimensional*, que no está limitada por las leyes de la naturaleza en el mundo físico tridimensional.

En la última década, estas áreas de búsqueda y hallazgos han transformado los puntos de vista sobre el ser, la realidad y la curación que resulta en la apreciación creciente de todo un nuevo espectro del potencial humano que no ha sido explorado. Sin embargo, hay una frontera nueva, incluso para las comunidades que investigan nuestra naturaleza trascendental, transpersonal y no local. Gran parte del trabajo está enfocado en las capacidades transpersonales del adulto y la existencia trascendental evidenciada en la investigación de experiencias cercanas a la muerte o después de la muerte. Cuando menciono los hallazgos clínicos de la psicología prenatal y perinatal que apoyan la investigación en esas áreas, quienes me escuchan piensan que es difícil incluso imaginar el concepto de nuestra naturaleza trascendental y nuestras capacidades a medida que encarnamos.

La aceptación por el pensamiento común de una perspectiva más integral del ser y de la realidad es un paso importante hacia la comprensión profunda del desarrollo humano durante las etapas críticas más tempranas. Los descubrimientos clínicos prenatales y perinatales, así como lo que nos enseñan los bebés en particular, puede iluminar el puente entre nuestras diversas perspectivas del desarrollo temprano y proporcionar un terreno común para la integración de los diversos campos de conocimiento relacionados con el inicio de los ciclos de la vida, asunto que será resuelto durante los próximos años.

Nuestra naturaleza trascendente fundamental

La base más importante sobre la cual construir un modelo integral es el conocimiento fundamental de que nuestra naturaleza primordial es como seres conscientes, sensibles, no físicos que existen antes de y más allá de la existencia humana. Varias tradiciones incorporan la gran cadena holonómica del ser en sus modelos y consideran primordial el nivel espiritual o realidad no física de la existencia. En dichas tradiciones, en el proceso de involución la conciencia se precipita de los reinos no físicos de la realidad, que existe fuera del tiempo/espacio, hacia la realidad tridimensional de la existencia. Nuestro ser biológico humano es visto como una expresión explícita de nuestro ser espiritual fundamental implícito.

Los descubrimientos clínicos de PPN no sólo retratan de manera consistente la naturaleza sensible desde el inicio de la vida, sino también revelan por qué es tan crucial reintegrar esa naturaleza en nuestras teorías, investigación y prácticas. Los temas de mayor eco a lo largo de la literatura de PPN son las repercusiones (desde desafortunadas a trágicas) por la negación o falta de entendimiento de nuestra naturaleza espiritual sensible, así como nuestra naturaleza humana consciente y sensitiva.

A lo largo de la era moderna, la sociedad de Occidente se ha centrado en las "ciencias" y ha perdido contacto con la naturaleza espiritual de la humanidad, esencial para un entendimiento preciso del comienzo de la vida humana. El énfasis en el conocimiento científico empírico creó una ruptura en el ser innato, al disminuir nuestra habilidad para acceder al ser pluridimensional y por crear una impresión traumática como resultado de nuestras prácticas científicas.

En los reportes clínicos de PPN del tratamiento de adultos, niños y bebés, vemos que durante los últimos 30 años, mediante una variedad de enfoques terapéuticos, existen repercusiones trágicas por no reconocer que el bebé es sensible y consciente, que tiene memoria y es afectado profundamente por las experiencias desde el inicio de la vida. Con ello, somos testigos de un significativo *espectro de necesidades no satisfechas del bebé* desde entonces.

Los reportes clínicos de PPN revelan de manera consistente los efectos dañinos irreversibles por las intervenciones médicas, biológicamente fundamentadas, en Occidente durante la concepción, el cuidado prenatal, el nacimiento y el periodo neonatal realizado sin el entendimiento o la inclusión de nuestra naturaleza sensible o las necesidades iniciales. (Vea en la bibliografía la lista de referencias sobre el tema.) Además, dichos procedimientos han provocado una ruptura tanto de nuestros instintos innatos como de la armonización natural con los bebés, sea como padres, quienes cuidan a los niños o los profesionales.

Generación tras generación, tanto la armonía, los instintos y el conocimiento innato de nuestra naturaleza, así como la visión del ser humano como ser integral desde que comienza la vida, han sido interrumpidos. Esta ruptura no natural o disociación se incrustó en nuestro subconsciente, ADN y campos morfogénicos colectivos. Ha sido transmitida y sostenida a lo largo de las prácticas y cuidados médicos que recapitulan y perpetúan el cisma en nuestra cultura.

Cuando recuerdo cómo me enseñaron en los años setenta el cuidado de los recién nacidos y cómo enseñé a otros lo que creí que era "en beneficio del bebé", me entristece saber que estaba perpetuando las prácticas obstétricas "no naturales". En ese momento, y debido a mi propio nacimiento, en el cual fui apartada de mi madre, la idea de separar a las madres de sus bebés parecía natural. Sin embargo, una vez que me reconecté con las experiencias de mi nacimiento, trabajé con otros y leí los reportes clínicos de PPN, sentí que recuperé mi saber innato y reconocí que esa práctica es perturbadora y no natural. Para mí, la práctica de la "medicina moderna" de separar al bebé de la madre en el nacimiento ejemplifica la profundidad de la ruptura con nuestro conocimiento innato y armonía.

Pese a que varias sociedades desarrolladas han visto avances en la comprensión de los mundos físicos y sus sistemas, ha disminuido la apreciación por medio de la sabiduría interior y la naturaleza humana espiritual integrada. Diversos autores de PPN han declarado que nuestras prácticas en torno al nacimiento y la paternidad se han centrado en un modelo médico tecnológico que hace énfasis en los aspectos físicos y no reconoce la naturaleza espiritual sensible.

En *The Scientification of Love* [La cientificación del amor], el obstetra Michel Odent cita un estudio etnológico de culturas con diversas historias y geografías en los cuales encontró que: "Cuanto mayor es la necesidad de desarrollar agresión y la capacidad de destruir la vida, más inadecuado se vuelven el ritual y las creencias culturales alrededor del periodo del nacimiento" (1999, p. 26). Odent relata que las culturas que respetaban la necesidad innata fundamental de la danza intrincada de la madre y el bebé durante la transición del nacimiento eran las que valoraban la vida comunal no agresiva y en armonía con el ecosistema.

En la actualidad, la ruptura central aparece en dos tendencias opuestas en las áreas relacionadas con el nacimiento y el cuidado neonatal: por un lado hay un apoyo en aumento de los procesos naturales complicados, por ejemplo, en el creciente número de instalaciones que adoptan los lineamientos afables con la madre y con el bebé en el cuidado médico (www.motherfriendly.org y www.babyfriendly.org). Sin embargo, por otro lado, también ha habido un aumento en intervenciones médicas, no sólo durante el nacimiento (con un aumento en el uso de anestesia epidural, inducciones y cesáreas), sino también un aumento en los procedimientos asistidos de alta tecnología.

Cuando nuestra orientación es la gran cadena del ser, reestablecemos el lazo con nuestra naturaleza pluridimensional en la cual los niveles de experiencia (físico, mental, alma y espíritu) son tejidos en un ser integrado. En varias culturas indígenas, ese conocimiento ha permanecido como parte integral de la vida, en particular con respecto a cómo los pueblos indígenas reconocen y respetan la conciencia sensible durante la concepción, el embarazo y el nacimiento.

En 2003 escuché a Sobonfu Somé, autora de *Welcoming Spirit Home: Ancient African Teachings to Celebrate Children and Community* [Dando la bienvenida al espíritu: enseñanzas africanas para celebrar a los niños y la comunidad], (1999). Somé describió diversos rituales practicados por la tribu dagara en el occidente de África como preparación para recibir al bebé. Escucharla y leer su libro fue como entrar al mundo de los sueños; su mensaje es poético y motivador porque apoya la integridad del ser pluridimensional completo.

En su tradición, la comunicación con el niño preconcebido en espíritu y a lo largo del embarazo es un aspecto integral para darle bienvenida y nutrimento en su travesía del mundo del espíritu al terreno físico. La norma es un nivel alto de armonía instintiva entre el bebé y la madre. Se mantiene un santuario durante el embarazo para que cada miembro de la comunidad pueda comunicarse con el bebé, ofreciendo su ayuda y dándole la bienvenida. Dichos rituales honran y apoyan el viaje sagrado del bebé, desde lo oculto hacia la vida humana y, además, reciben y preparan al infante de acuerdo con la comunicación que tuvieron con su alma. Al conocer sus costumbres, despertó en mí la sabiduría innata de dar la bienvenida a la conciencia que arriba.

Desafortunadamente, gran parte de lo que hemos aprendido en el mundo occidental acerca de nuestras experiencias prenatales y perinatales desde el punto de vista del bebé es cuán desconectados y lejos de la armonía estamos. En nosotros está recordar.

Nuestra naturaleza sensible y la continuidad del sentido del ser

Los reportes de memorias de experiencias prenatales y perinatales en individuos de diversas edades están impregnados con un incuestionable sentido del ser. Además de ese sentido del ser, en la experiencia temprana reportan de manera consistente el deseo innato de reconocer y relacionarse con quienes los rodean como seres conscientes sensibles, lo que es evidente en la declaración de Emily, citada anteriormente: "No saben que soy una persona. Yo *sé* que lo soy". De manera similar, Chamberlain comparte el reporte de otra paciente, Deborah, donde afirma que sintió que los adultos en la sala de parto no entendían su verdadera naturaleza:

> [...] Vi a todas esas personas actuar como locas. En ese momento pensé que realmente yo era más inteligente, porque sabía cuál era la situación con respecto a mí y ellos parecían no saberlo. Parecían ignorarme. Me hacían cosas en mi exterior; pero actuaban como si eso fuera todo lo que había. Cuando traté de comunicarme, no me escucharon; como si ese sonido [su voz] no fuera nada. Tal vez no era impresionante, pero era todo lo que yo tenía. En verdad sentí que yo era más inteligente que ellos. (1999, p. 90)

En esa situación, Deborah trataba de comunicarse con los adultos presentes y, sin embargo, ellos no la percibían ni se encontraban con ella en ese nivel. Éste es un tema recurrente en los reportes clínicos de PPN.

El siguiente es otro ejemplo de ese tipo de respuesta en una persona que recordó su nacimiento bajo hipnosis (Wambach, 1979):

> Me parece que salí del canal de nacimiento con rapidez, como si me jalaran. En cuanto emergí, todo era aterrador, había muchas luces, las personas me vieron con frialdad, sin mostrar amor. Yo me percaté de sus sentimientos. Hacían su trabajo y tenían buenas intenciones. Pero no estaban conscientes de su insensibilidad y de cuánto podía yo entender. (pp. 131-132)

Dada la proclividad de la cultura en general hacia el aspecto físico de la realidad, puede resultar difícil captar el significado de las frases "naturaleza sensible" o "consciente" y "atento", así como "comunicación significativa desde el comienzo de la vida". En este libro he citado algunos ejemplos que sugieren ciertas cualidades, pero las examinaremos de manera más sistemática, porque serán el fundamento del *modelo integral* propuesto.

Existencia previa a la concepción

Varios investigadores y médicos clínicos han reportado hallazgos señalando que tenemos un ser sensible *previo* a la concepción (vea la bibliografía); subrayaré sólo algunos ejemplos.

En el texto de 737 páginas, *Cosmic Cradle* [Cuna cósmica], Carman y Carman describen su estudio a lo largo de 10 años sobre la etapa de la preconcepción en la encarnación humana. En sus investigaciones encontraron 165 reportes culturales y religiosos acerca de experiencias en dicha etapa. El estudio abarcó desde la Antigüedad hasta la época actual, incluidos todos los continentes habitados. También entrevistaron a más de 100 personas, quienes describieron memorias de experiencias previas a la concepción y compartieron historias de comunicación entre los padres y el futuro bebé.

Muchos de los entrevistados describen memorias de existencia previa y durante el proceso de encarnación, desde la concepción hasta el nacimiento. Por ejemplo, Glenn, un oficial militar retirado, describió su preparación en el mundo del espíritu para su vida futura, su viaje a la Tierra, así como las circunstancias y el escenario de su concepción, que más tarde fueron confirmados, aunque de manera renuente, por su madre.

Carman y Carman también incluyen relatos narrados por niños. Un aspecto sorprendente en los recuerdos previos a la concepción es la manera sencilla de relatarlos; para ellos parece algo común. Por ejemplo, en el siguiente relato una madre comparte la historia de su hija de tres años:

> Anna Grace me dijo: "Yo estaba arriba en el mundo de donde vine, el mundo de los ángeles. Oí que papá decía mi nombre: 'Anna Grace' y supe que era momento de llegar". Varias semanas antes del nacimiento de nuestra hija, mi esposo sugirió el nombre "Anna Grace" [Ana Gracia]. "Es un bonito nombre", le dije...
> Anna Grace vivió en Inglaterra seis semanas antes de mudarnos a Estados Unidos. Pero ella me dijo varias veces: "Yo sabía de Inglaterra porque cuando estuve en el mundo de los ángeles y decidí venir aquí, en Inglaterra los vi".
> Luego, a menudo me decía: "No me gusta aquí. Es muy difícil. Quiero regresar al mundo de los ángeles" (p. 543).

Carman y Carman resumieron sus hallazgos en lo que llamaron *The Principles of the Cosmic Cradle Pre-Conception Paradigm* [Principios del paradigma de cuna cósmica en la existencia previa a la concepción]. Se dieron cuenta de que los principios parecían ser nuevos sólo para la cultura moderna materialista que hacía eco de nuestro tema. Sus principios son:

1. La paternidad comienza antes de que el esperma se una con el óvulo.
2. La preparación para la vida humana ocurre en el útero del universo, un mundo oculto repleto de almas inteligentes esperando nacer.
3. Nuestro plan de vida, o contrato cósmico, es diseñado antes de la concepción.
4. Los límites o fronteras de la memoria trascienden nuestro cerebro. La conciencia humana existe independientemente de un cerebro y un sistema nervioso, incluso antes de que se forme el feto.
5. Los individuos con una conciencia privilegiada tienen certeza de las almas que buscan nacer y recuerdan la vida preuterina.

6. La vida humana es la reunión de una madre, un padre, el alma de un hijo y el contrato cósmico de esa alma. (p. 8)

En *Soul Trek: Meeting Our Children on the Way* [Viaje del alma: la reunión con nuestros hijos en el camino], (1995), Hallet reunió más de 180 relatos de comunicación prenatal y previa a la concepción, entre ellos una conversación con su hijo Devin cuando tenía tres años de edad:

> Estábamos sentados en el porche de atrás de la casa cuando de pronto dijo: "Mamá, vamos a casa".
> "¿Dónde está nuestra casa?", le pregunté.
> "Muy, muy lejos," contestó Devin. Apuntando hacia arriba, continuó: "Arriba, en lo soleado. Este lugar es de tierra. Nuestra casa es allá arriba." (p. 263)

Lo interesante de estos relatos es que los niños no sólo ven de manera natural sus experiencias tempranas, su sentido del ser y la comunicación preconceptual entre padres e hijos, sino que asocian su sentido de hogar verdadero en el plano espiritual, sugiriendo que perciben la naturaleza primaria (*primary nature*) de su ser espiritual, previa a la vida humana. Como los comentarios de Anna Grace, las memorias previas a la concepción revelan consistentemente el sentido sensible, consciente y diferenciado del ser antes de la encarnación, capaz de comunicarse con personas del mundo físico, tomar decisiones y tener percepción trascendental. La memoria de dichas experiencias es traída a la conciencia durante la vida humana.

El sentido del ser diferenciado también es reportado durante la concepción por Linn, Emerson y Linn, *Remembering Our Home: Healing Hurt and Receiving Gifts from Conception to Birth* [Recordando nuestro hogar: sanar heridas y recibir regalos desde la concepción al nacimiento], (1999):

> Karen, su hija y su yerno, Emily y Steve, estaban de vacaciones. A las 3:00 a.m., Emily y Steve, pálidos, tocaron a la puerta de Karen. Le pre-

guntaron si se habían apagado las luces en su cuarto. Karen dijo: "No, ¿qué sucede?" Emily y Steve explicaron que se habían despertado con la sensación de que alguien corría encima de su cama y que, al mismo tiempo, todas las luces se encendieron en el cuarto. En distintos interruptores, las luces se prendían; quería decir que alguien debía haber ido de uno a otro para prenderlas al mismo tiempo. Mientras los tres hablaban, Emily sintió que había concebido un hijo. Y así fue; nueve meses después nació Sara.

Dos años después del nacimiento, toda la familia (incluida Sara) estaba en la cocina de Karen, recordando aquellas vacaciones. Sara dijo: "Recuerdo ese lugar". Su madre contestó: "Pero, ¿cómo puedes recordarlo? Aún no habías nacido". Sara respondió: "Yo estuve ahí. ¿No recuerdas? Corrí encima de tu cama". Nadie le había mencionado a Sara lo que los despertó esa noche; pero, aparentemente, ella recordó las ansias por ser su hija. Dos años más tarde, de nuevo hizo referencia a la noche de su concepción: "Yo era luz y quería que hubiera más luz en el cuarto". (p. 47)

Los investigadores Stevenson y Bowman han hecho grandes contribuciones a la exploración de relatos infantiles verificables sobre vidas pasadas (vea la bibliografía). Bowman señala que estos relatos tienen una característica distintiva de naturalidad y demuestran el sentido de continuidad del ser de otras vidas a ésta (2001).

En su último artículo (2000), Stevenson presenta 22 casos en que los niños que relatan experiencias de otras vidas concuerdan con sucesos ocurridos en la vida de una persona específica que había muerto. Stevenson describe cómo el juego de esos niños correspondía con aspectos concretos de vidas anteriores. Por ejemplo, al jugar un niño puede hacer corresponder sus movimientos con características de la profesión en una vida anterior; así como los roles de género, relacionados con el sexo de la encarnación previa y la representación del tipo de muerte de esa persona. El estilo y forma en que los niños expresaron memorias y patrones de vidas pasadas mediante el juego fueron sorprendentemente similares a las manifestaciones lúdicas representativas de experiencias prenatales y del nacimiento.

Otros investigadores han documentado en relatos de adultos distintos componentes en la continuidad del ser, como el recuerdo de experiencias entre vidas que describen los planes para la siguiente existencia (vea la bibliografía). Esos ejemplos sugieren que la vida sensible y el sentido del ser tienen continuidad: vida en el espíritu entre una y otra encarnación, así como el sentido del ser y la memoria de experiencias ocurridas durante el periodo previo a la concepción.

Reportes de experiencias cercanas a la muerte y PPN

Aunque no es posible una revisión completa y una explicación de las abundantes evidencias de la naturaleza sensible sucedidas durante la etapa prenatal y el nacimiento, la bibliografía incluye numerosas referencias para seguir explorándolas. En el presente libro, me gustaría discutir tres estudios particularmente relevantes para el entendimiento del ser integral en el contexto prenatal y perinatal.

Wambach (1979) realizó una regresión con 750 adultos bajo hipnosis en grupo para que describieran sus experiencias anteriores a esta vida, su existencia en el útero y durante el nacimiento. En la regresión, Wambach hizo una serie de preguntas específicas a los sujetos de estudio, como: ¿Fue su decisión encarnar? ¿Conocía los sentimientos y actitudes de su madre antes de nacer? Cerca de 40 por ciento de los sujetos completaron narrativas descriptivas que pudieron ser utilizadas (los que tuvieron claridad para recordar sus experiencias durante la regresión).

Wambach descubrió que 89 por ciento de los participantes reportaron dos fuentes separadas y simultáneas de percepción.

La voz trascendente estaba desprovista de emoción y caracterizada como una mente sin cuerpo oscilando alrededor del feto y la madre, entrando y saliendo del feto. El otro punto importante partía del cuerpo fetal, una perspectiva más visceral y repleta de emociones. Dichos relatos revelaron un sentido de continuidad del ser desde dos posiciones ventajosas en la experiencia.

Otro descubrimiento interesante indicó que, mientras la muerte en una encarnación previa fue reportada como agradable por 90 por ciento de los presentes, nacer (iniciar el ciclo de vida humana) fue un suceso desagradable y aterrador para la mayoría, sólo 26 por ciento deseaba volver a la vida. Aun así, 81 por ciento de los sujetos reportaron haberlo decidido. Casi todos los participantes declararon percatarse, supuestamente por medio de telepatía, de las emociones de su madre, antes y durante el nacimiento. Wambach afirma que todos coincidieron en un punto clave:

> Sintieron que el feto no era realmente parte de su conciencia. Existían, en conciencia total, como una entidad aparte del feto. De hecho, reportaron con frecuencia que el cuerpo fetal era limitante y restrictivo y que preferían la libertad de la existencia fuera del cuerpo. Fue con renuencia que muchos de ellos unieron su conciencia con la conciencia celular del infante recién nacido… Cuando los 750 casos fueron analizados, 89 por ciento de todos los sujetos dijeron que no se sintieron parte de o involucrados con el feto hasta después de seis meses de gestación. Y aun entonces, varios reportaron "entrar y salir" del cuerpo fetal. Se veían a sí mismos como una conciencia adulta y relacionaban al feto con una forma de vida menos desarrollada. (p. 99)

El segundo estudio de Chamberlain, que se ha convertido en un clásico de la literatura prenatal y perinatal, es *Reliability of Birth Memory: Observation from Mother and Child Pairs in Hipnosis* [Confiabilidad en la memoria del nacimiento: observación en parejas de madre-hijo bajo hipnosis] (1986, 1999).

Varias de las descripciones narrativas se encuentran en su libro *Babies Remember Birth* [Los bebés recuerdan el nacimiento] (1988). En su estudio, Chamberlain hipnotizó por separado a hijos (de nueve a 23 años) y a sus mamás y les pidió que describieran sus experiencias durante el nacimiento. Luego comparó la coherencia entre ambas memorias. (Los pares elegidos incluían sólo a los hijos que no se habían enterado de los detalles de su nacimiento y que no tenían memoria consciente del mismo.)

Chamberlain encontró que las narrativas independientes coincidían exactamente en varios puntos y se vinculaban en otros aspectos donde el bebé tenía sus propias experiencias. Rara vez hubo una contradicción y cuando la hubo, tenía una cualidad distinta, de fantasía más que de recuerdo. Chamberlain concluyó: "El contenido de las memorias del nacimiento sugiere un intrincado nivel de conciencia física, mental y emocional en el nacimiento, más allá de lo que pudiera haber sido vislumbrado por la psicología del desarrollo." (1999, p. 26)

Las narraciones de los hijos revelaron reportes precisos en cuanto a hora del día, ubicación, individuos presentes, recuerdos literales de sucesos fuera del útero, conocimiento paranormal de pensamientos no expresados, conocimiento del tipo de alumbramiento, instrumentos utilizados, arreglo de la sala, secuencia de los sucesos, así como imágenes detalladas fuera del útero mientras el bebé estaba dentro. Éstos son dos ejemplos de reportes de madres e hijos durante las sesiones hipnóticas individuales que demuestran cuán literales pueden ser los recuerdos:

> Palabras y nombres. El hijo dice: "Mamá está hablando y jugando conmigo. Hay una discusión acerca del nombre. A mamá no le gustó V o G, pero a papá sí". La madre dice: "Le estoy haciendo cosquillas y jugando con ella, acariciándola. Hay un desacuerdo acerca del nombre para el bebé. A mí no me gusta V o G, prefiero Mary K..."

Reunión. La madre dice: "La tomo en brazos y la huelo, huelo su cabeza. Veo los dedos de sus pies y digo, '¡Ay, Dios, tiene los dedos deformes!'" La madre luego llama a la enfermera, le pregunta acerca de los dedos y ésta le asegura que son normales. Reporte del hijo: "Ella me sostiene, viéndome; ¡me está oliendo! Le pregunta a la enfermera por qué mis dedos están tan raros. La enfermera dice que así son mis pies y que no están deformes". (1999, p. 23)

El tercer estudio me mueve profundamente. A lo largo de años de investigación, he leído y estudiado varias fuentes acerca de la continuidad de la vida y he reunido trabajos sobre experiencias cercanas a la muerte, después de ella, entre vidas y llegando a esta vida, así como de habilidades utilizadas por nuestra naturaleza no local. Busqué similitudes en los reportes de varias fuentes en cuanto a la cualidad de nuestras experiencias y el sentido del ser en varios estadios: aquellos asociados con la vida humana, pero también con la vida fuera del mundo físico de tiempo y espacio tridimensional. (Aunque una discusión más amplia del tema está más allá del alcance de esta obra, he incluido una porción significativa de referencias en la bibliografía.)

En ocasiones, los participantes en mis talleres muestran asombro cuando menciono la naturaleza trascendente de nuestras memorias prenatales y de nacimiento. Es difícil para ellos comprender cómo las memorias y las reacciones en los sucesos emocionales vividos por la madre pueden ser posibles sin la existencia de un cerebro desarrollado en el bebé.

A menudo, las discusiones terminaban en un tema familiar para muchos: las experiencias cercanas a la muerte. Cuando enumerábamos las descripciones reportadas en la psicología prenatal y perinatal, así como en la literatura que aborda estos temas, los participantes comenzaban a ver la extraordinaria similitud entre ambas fuentes. Si podían comprender la posibilidad de las memorias y las vivencias reportadas durante la cercanía a la muerte, podían empezar a considerar la posibilidad de un tipo de experiencia similar al entrar a la vida física.

El tercer estudio, realizado por la doctora Jenny Wade, está dirigido en especial a dicha comparación. En su artículo "Physically Trascendent Awareness: A Comparison of the Phenomenology of Consciousness Befote Birth and Alter Death" (1998) [Conciencia física trascendental: una comparación de la fenomenología de la conciencia antes del nacimiento y después de la muerte], Wade examina las implicaciones en la evidencia de la memoria: *1)* anterior al desarrollo del cerebro durante el periodo prenatal, y *2)* durante las experiencias cercanas a la muerte, en que el sistema nervioso central de los individuos no sustentaba la vida. En el caso de las experiencias cercanas a la muerte, fueron utilizadas sólo las que podían ser verificadas de manera independiente por una tercera persona.

Wade encontró sorprendentes similitudes entre los dos estudios en términos de actitudes hacia la vida, límites del ser, concepto del otro y nivel de abstracción. Encontró que en ambos estudios el concepto del otro era: "totalmente maduros, perceptivos, con conocimiento telepático de la mente del otro, compasivos, con información y registros sin contenido emocional o proyección neurótica" (p. 271). Es interesante notar que desde la perspectiva trascendental, los hallazgos de Wade, similares a los de Wambach, reportaron la sensación desagradable de entrar al cuerpo y verlo como ajeno. Después de revisar y comparar las memorias tempranas de la vida prenatal y las experiencias cercanas a la muerte, Wade concluyó:

> Ambos estudios tienen fenomenologías similares, lo que sugiere que una fuente, físicamente trascendente que representa la conciencia individual, antedata la vida física en el momento de la concepción y sobrevive después de. la muerte, y que su madurez y funcionamiento no re-

flejan de manera directa el nivel del sistema nervioso central que opera en el cuerpo. (p. 249)

En cada uno de los tres ejemplos, se reporta la continuidad del ser, el sentido del ser y la naturaleza sensible previa a la concepción durante el periodo prenatal y perinatal. En el artículo de Wade, la similitud de las memorias de las experiencias tempranas y las cercanas a la muerte sirve para apoyar la continuidad del ser sensible antes de y más allá de la vida biológica con base en descripciones fenomenológicas subjetivas.

Fuentes trascendental y humana de la conciencia

Después de ver numerosos ejemplos de expresiones sensibles durante las experiencias tempranas prenatales y perinatales, surgen las siguientes preguntas: ¿cómo entender y resolver las aparentes discrepancias en el desarrollo temprano tradicional y las perspectivas de la psicología prenatal y perinatal?, ¿por qué son tan divergentes dichas perspectivas?

En mi opinión, la clave fundamental se encuentra en nuestro entendimiento de las dos perspectivas de la conciencia y las experiencias reportadas en la literatura PPN. Regresemos al descubrimiento de Wambach, en el cual 89 por ciento de los participantes en el estudio refirieron dos fuentes simultáneas e independientes de percepción. Como Wambach reportó, cada voz parecía tener cualidades y perspectivas únicas. Según ella, la voz trascendental tenía características desprovistas de emoción y manifestadas por una mente descarnada, oscilando alrededor del feto y la madre, entrando y saliendo del feto. El siguiente es un ejemplo que comparte Wambach de la descripción de una persona desde esa posición ventajosa:

Cuando usted me preguntó acerca del feto, lo vi, lo nutrí y lo cuidé, y también a veces estuve dentro de él, pero cuando estuve más tiempo en él fue después del nacimiento. Cuando preguntó acerca de las emociones de mi madre, yo me percataba de ellas. Estaba un poco triste y molesta porque papá no le ponía atención suficiente, pero también estaba profundamente feliz. (1979, p. 107)

Wambach también identificó las características viscerales y plenas de emociones profundas en la perspectiva del cuerpo humano fetal. El siguiente ejemplo describe tanto la perspectiva humana, un punto de vista que incluye un gran sentido de percepción sensorial, como la perspectiva trascendental de omniconocimiento:

En el canal de nacimiento me sentí apretado y constreñido; me percataba de la oscuridad. Tan pronto emergí, vi luces muy brillantes y escuché sonidos fuertes. En cuanto nací, me percaté de los sentimientos de otras personas. Me sorprendió ver que mi mamá no me quería. El trato de las personas era impersonal. Pensé: "Éste va a ser un viaje solitario". Creo que me apresuré en llegar a esta vida. (p. 126)

Es significativo en ese ejemplo que la persona comprende y pronostica su futuro como recién nacido. Su última declaración revela la evaluación de un adulto. Aquí vemos un ejemplo más del grupo de Wambach:

Mi experiencia en el canal de nacimiento fue de miedo por estar encerrado y quererme liberar. Después de que nací, sentí frío y dificultad para respirar. Mi espíritu vino para quedarse a la hora del nacimiento. Pero me percaté de los sentimientos de otros en la sala de parto. Ellos pensaban que yo no viviría y quería decirles que sí lo haría. (p. 132)

En ese ejemplo vemos la percepción humana de las sensaciones, de los sentimientos y pensamientos de otros y la intención sensible de querer comunicarse con ellos, así como el conocimiento de que el bebé viviría.

Varios autores en la literatura prenatal y perinatal se han enfocado directamente en los conceptos y las implicaciones de la voz trascendental y la naturaleza sensible con el propósito de formular nuevas teorías de desarrollo. La teoría de Wade, expuesta en *Changes of Mind: A Holonomic Theory of the Evolution of Consciousness* [Cambios en la mente: una teoría holonómica de la evolución de la conciencia] (1996), es una de las pocas teorías de las etapas de desarrollo humano vista a través de la óptica de la conciencia que incorpora el conocimiento adquirido por las investigaciones de PPN.

Con base en la extensa investigación empírica, Wade orienta su modelo alrededor de una exploración compleja de la relación evolutiva entre las dos fuentes de la conciencia (trascendental y la basada en el cerebro) en el curso de la vida humana. En su modelo, Wade describe nueve etapas potenciales de desarrollo holonómico de la conciencia en el transcurso de la existencia (1996). Aunque la profunda exposición de Wade está más allá del alcance de esta discusión, me gustaría incluir algunos de sus comentarios concluyentes:

> La evidencia de varias disciplinas apoya la forma dual de la conciencia, donde una fuente de conciencia, físicamente trascendente, y una fuente basada en el cerebro coexisten en formas que no son directamente causales o físicamente vinculadas de acuerdo con el entendimiento convencional de la medicina occidental. En ese marco de referencia, la fuente basada en el cerebro cambia a lo largo de la vida, conforme el área que domina la conciencia se mueve por estructuras evolutivas graduadas que representan un aumento en la capacidad y el orden neurológico. [...] Los datos de las fuentes empíricas citadas a lo largo de este libro sugieren una progresión para la fuente de la conciencia dominante que puede ser resumida en tiempo lineal de la manera siguiente:

> Una fuente físicamente trascendente que representa la conciencia individual (la persona, su esencia) antedata la vida física en el momento de la concepción y sobrevive después de la muerte.

> El desarrollo de un cuerpo biológico impone ciertas limitaciones sobre dicha fuente, atándola al cuerpo. La fuente trascendente de la conciencia puede orientarse hacia el cuerpo como revestimiento de energía que penetra el cuerpo en algún nivel.

La fuente físicamente trascendente tiene su propia forma de conciencia, cuya madurez no refleja de manera directa el nivel del funcionamiento del sistema nervioso central en el cuerpo. Dicha conciencia más bien está separada y es en extremo perceptiva, pero su fenomenología es inherentemente el mundo de la dualidad. Es capaz de trascender las limitaciones físicas hasta cierto punto y de operar junto con la conciencia basada en el cerebro.

A medida que aumenta la fuerza del cerebro para generar energía, la conciencia subjetiva de la fuente trascendente disminuye. Es posible que se deba a la interferencia o "ruido" de los patrones en las ondas del cerebro y, en especial, al control discursivo del hemisferio izquierdo.

Durante el desarrollo, la fuente de la conciencia basada en el cerebro progresa mediante estructuras evolutivas graduadas. Pese a que ocurren disparos neuronales en todo el cerebro, el contorno momentáneo del campo energético del cerebro es dominado por los patrones conocidos asociados con distintas partes del cerebro, reflejando su influencia en la interpretación de la colección de información total. El modelo de Mac Lean es aumentativo e innovador para el progreso. A lo largo de la vida, la experiencia de la conciencia se mueve del complejo R al sistema límbico, de ahí hacia la neo-corteza y por último a la sincronización cortical y a la actividad extremadamente lenta, ordenada, hipersincrónica y bioeléctrica. La conciencia cambia en forma dramática a medida que la capacidad neurológica en aumento está disponible.

Algunas personas tienen la tendencia natural que les permite cierto acceso a la fuente trascendente de la conciencia durante su vida, según el reflejo de las características en los patrones del electroencefalograma y a diferencia de la población en general. Otros pueden desarrollar el acceso mediante capacitación disciplinada... Tener acceso a la fuente trascendente permite experiencias no limitadas por la espacio-temporalidad newtoniana, como las habilidades psíquicas o "milagrosas" ("mente sobre materia").

La experiencia de realidades no newtonianas de dicha fuente es integrada en la conciencia fundamentada en el cerebro. En etapas superiores de conciencia, la integración progresiva de la fuente trascendente, en conjunción con una motivación trascendente del ego, cambia el electroencefalograma del cerebro, encarrilando ambos hemisferios y creando patrones más ordenados y armónicos. (Wade, 1996, pp. 249-251)

En estos comentarios concluyentes, Wade retrata una relación evolutiva compleja entre la fuente trascendental de la conciencia y la fuente biológica en desarrollo. Le agradezco por su trabajo pionero de dicho modelo y por el concepto evolutivo de ambas perspectivas como fundamento. Con tal consideración, en mi experiencia y con base en las experiencias de mis pacientes, lo que mejor sostiene el cuerpo de los hallazgos de la psicología prenatal y perinatal es la relación entre estas dos perspectivas, que brinda el mejor fundamento para construir el modelo integral. De esa manera aporto a la orientación y la teoría de Wade. Tomemos esa pieza de información con el diverso material discutido para comenzar a tejer nuestro nuevo tapiz.

El ser integrado: perspectivas trascendentes y humanas en sinergia

Toda una amplia variedad de expresiones de la conciencia y la experiencia han sido reportadas en la literatura clínica de la psicología prenatal y perinatal. Los reportes marcan la diferencia entre las dos fuentes de la conciencia: la perspectiva trascendental y la biológica. Wade se refirió a esta última como la "fuente basada en el cerebro humano". Sugiero ampliar esa referencia y denominarla "perspectiva biológica humana" para incluir la memoria celular y somática, reportada antes de y en concordancia con la actividad cerebral.

Uno de los grandes regalos de los hallazgos clínicos de PPN es la exploración tanto de ambas perspectivas, como de las características de cada una y la relación entre ellas. En la mayoría de las experiencias reportadas, la descripción incluye una interrelación entre ambas perspectivas, como lo muestra el ejemplo de Wambach. Veamos la descripción de Farrant de su viaje por la trompa de Falopio como cigoto durante su sesión regresiva. En su relato, el doctor Farrant dice estar inmerso simultáneamente en: *1*) la experiencia somática de los patrones de movimiento del cigoto; *2*) el estado trascendental de gozo oceánico, y *3*) la experiencia sensible de la opción, mientras hacía una pausa para considerar si quería o no seguir viviendo. Además, el trabajo clínico de PPN con bebés y niños pequeños nos muestra cómo sustentar su ser integral, tanto apoyándolos como alentando la integración de ambas perspectivas.

Para profundizar en nuestro estudio de ambas perspectivas, resumí diversas características de cada una (incluidas en el Cuadro 2 de la literatura PPN), muchas de ellas explicadas arriba. Dicho cuadro es un trabajo en progreso; pero viendo las conexiones entre ellas es de gran utilidad incluso en esta etapa naciente. Antes de hablar del cuadro, quiero aclarar algunos términos y temas que dan forma a la explicación.

Para indicar la naturaleza pluridimensional, que incluye las dos fuentes de conciencia, se han utilizado distintos términos. En publicaciones anteriores he utilizado el término *ser auténtico*. Ahora, *ser integrado* parece captar con más precisión el concepto. En esencia, el modelo integral del desarrollo temprano está basado en la premisa de que, para entender mejor nuestro ser humano, necesitamos considerarlo en relación con el ser trascendental. Hay una sinergia en que el todo es más que las partes; el todo organiza las partes. Si fragmentamos al ser humano biológico, distorsionamos nuestro entendimiento y desasociamos parte de nuestra naturaleza verdadera. En el transcurso de la vida, tenemos un espectro holográfico holonómico de experiencias que son una sinergia de las fuentes biológicas y trascendentales de la conciencia y de su origen.

Como expliqué antes, estoy trabajando a partir de la premisa de que tenemos un ser trascendental con una naturaleza sensible previa a la concepción del cuerpo humano y, por tanto, del ser humano. Aquí defino *ser* como un estado sensible de la conciencia en el cual existe el sentido del *yo soy*. Utilizo parte de la definición de conciencia de Dossey: "Capacidad de reaccionar, prestar atención y tomar conciencia de la existencia y del otro... Un estado o cualidad de existir con capacidad sensible y subjetiva" (2003, p. A11). (Vea el apéndice de términos y definiciones si desea leer una definición más amplia.)

Una vez iniciado el proceso físico, las dos perspectivas forman un sistema holográfico holonómico, autoorganizativo y dinámico; lo que llamo el *ser integrado*. Como en cualquier sistema dinámico, el ser integrado se caracteriza por la relación siempre evolutiva entre las dos; cada una informa y cambia a la otra mediante la experiencia y el intercambio. Durante la encarnación, la descripción está centrada en las dos fuentes de perspectivas o conciencias. En cada una de ellas, la vasta complejidad de energía y de información se funde en el ser integrado durante la vida humana. Después de la muerte del cuerpo, la premisa de este modelo (que el ser trascendental continúa como una conciencia *yo soy*, diferenciada y sensible, que ha retenido la memoria de las experiencias en el mundo físico) continúa teniendo experiencias y evolucionando, además de tener la habilidad de comunicarse con humanos e influir en el mundo físico (vea la bibliografía para obtener mayor información sobre este tema). Reconozco que, para algunos lectores, la premisa de un ser sensible fuera de la vida humana (antes o después de ésta) es controversial y puede ser vista como un asunto especulativo o "no probado".

Mi descripción y explicación de la perspectiva y el ser trascendental en esta publicación no es amplia. Aquí me refiero al orden implícito y el explícito de la existencia. Hay evidencias para sugerir que existen diversos planos y niveles de experiencia y existencia trascendental no física, cualitativamente distintos, explorados y diferenciados con más precisión en el empirismo espiritual (diversos grados de experiencias en los niveles del alma y del espíritu).

También deseo reconocer el entendimiento del empirismo espiritual que se refiere al punto de nuestra evolución, donde el *yo soy* se integra cada vez más al *yo soy* colectivo, hacia el *yo soy el uno*; *El ojo del espíritu*, de Ken Wilber (2001) es una fuente que amplía el tema.

Es importante aclarar que nuestro entendimiento de la perspectiva trascendente reportado aquí fue recogido de las observaciones, retratos y reconexiones (resonancia) de adultos, niños y bebés con experiencias durante las etapas de preconcepción, prenatal y perinatal, y presenta varios puntos relevantes:

1. Nuestro entendimiento de la perspectiva trascendental es *filtrado* por medio de la mente humana cuerpo-cerebro, con los mecanismos humanos de observación y medición.

2. Por tanto, dichos reportes no representan la totalidad de la experiencia original, trascendente o al ser trascendental, sino sólo los aspectos que pueden ser percibidos, observados y expresados mediante nuestra forma humana al momento de reportar. Parece que sólo una pequeña parte de la experiencia original del ser integrado puede ser traída a la atención consciente y descrita o representada.

3. Pese a que no podemos traer esas experiencias originales a la conciencia plena, el registro y proceso holográfico de la experiencia completa es registrado, tiene impacto y, en teoría, es recuperable.

4. La memoria de una experiencia original siempre es diferente de la experiencia misma en virtud a su naturaleza como sistema de retroalimentación dinámica y adaptable a los cambios de información. Sin embargo, esto no significa que niegue

la posibilidad de precisión o semejanza de nuestra memoria o reconexión con el suceso original.

5. Surge una pregunta importante aunque compleja: ¿De dónde surge el sentido del ser en la memoria de la persona (sea adulto, niño o incluso bebé): de la orientación actual del ser a medida que resuena con la memoria anterior, o del sentido del ser presente en una edad temprana? En mi opinión, ambas respuestas son correctas y sugieren la consideración de este tema en los ejemplos provistos.

La información revisada en el capítulo 3 proporciona un marco de referencia para entender el material del Cuadro 2, la culminación de la investigación de PPN, la investigación de la conciencia, el entendimiento de la física actual y mi experiencia directa, tanto personal como profesional. Mientras me debatía con la complejidad de todo ello, encontré útil concentrarme en cada una de las características que he enumerado y considerar mis descubrimientos en términos de cuál perspectiva, trascendental o humana, parecía estar involucrada.

He incluido 14 características: dominio, cualidad, posición ventajosa, perspectiva, tono emocional, nivel de conciencia, sentido del ser/del otro, ubicación de control, percepción, percepción y perspectiva, comprensión y actitud, memoria, comunicación y área de indagación de Wilber. En cada una de ellas encontré diferencias únicas entre las perspectivas trascendental y humana.

Aunque aquí las presento por separado con el propósito de examinarlas, en mi opinión funcionan de modo similar al proceso holográfico discutido en la última sección en el cual un solo rayo de luz se divide en dos. Como mencioné, un rayo de luz tiene experiencia de un objeto tridimensional y refleja esa información sobre la placa fotográfica: la perspectiva humana.

El otro rayo permanece como luz pura y es reflejado en la placa: la perspectiva trascendental. A medida que ambos interactúan en la placa, siendo iluminada por una fuente de luz, proporcionan la imagen holográfica. Ambas perspectivas son necesarias y en la sinergia de su fusión se crea una realidad a partir del caos de todas las posibilidades. En mi opinión, los estadios de bienestar y de integración incluyen fluidez y relación óptima entre perspectivas.

Por tanto, en el Cuadro 2 mi intención es describir las cualidades de cada perspectiva, aunque la realidad es una sinergia de ambas y representa más que la suma de las partes. Asimismo, aliento al lector a revisar las historias que he compartido en este libro a la luz de la información presentada en el cuadro.

Como describo en él, la percepción trascendental parece funcionar en el orden no local, implícito en la realidad y previo a la encarnación. Dicha posición ventajosa expresa *yo soy*, un sentido maduro del ser, y hace diferencia clara entre el ser y el cuerpo humano en desarrollo. Esta perspectiva de *yo soy* es consistente en naturaleza y presencia. La denomino ser trascendental o ser primario no local.

Sin tomar en cuenta la madurez del cerebro humano o el cuerpo físico, el ser trascendental parece tener capacidad para: funcionar fuera del tiempo-espacio y la realidad tridimensional; tener conocimiento primario y percepción gestáltica holística; habilidad holográfica holonómica para comprender el todo y las relaciones dentro del todo, mientras demuestra discernimiento o percepción clara, entendimiento ético, complejidad y madurez.

La voz trascendente está ausente de emociones fuertes y retrata la perspectiva como testigo cuidadoso y compasivo, acompañando la característica de sabiduría omnisciente de es-

Cuadro 2. Perspectivas prenatales
y perinatales: características reportadas

Característica	Trascendente	Humana biológica
Dominio	Implícito, no local, no temporal, no espacial, no lineal	Explícito, local, temporal, espacial, lineal-dentro del tiempo/espacio
Cualidad	Etérea	Visceral
Vista panorámica	Fuera del cuerpo humano	Dentro del cuerpo humano
Perspectiva	Testigo	Inmersa en la experiencia
Tono emocional	Desprovisto de emociones fuertes; amor, cuidado, compasión	Emociones y respuestas intensas
Nivel de conciencia	Supraconciencia	Inconsciente, desarrollo del subconsciente-en-consciente
Sentido del yo/otro	Conciencia del *yo soy*; sentido del ser trascendental claramente diferenciado del cuerpo humano, la experiencia humana, ambiente físico y otros humanos; presencia continua, continuo	No diferenciado y fusionado con la madre/ambiente y con la experiencia propia; desarrollo secuencial del ser egóico humano
Ubicación del control	Proactivo; capaz de intención consciente, iniciación, elección, acción, planea y dirige al ser humano, pero permitiendo que la historia se desarrolle, incluso si es traumática	Instintivo, reactivo, sensitivo, adaptable
Percepción	Percepción, omnitrascendental	Conciencia humana mediante la percepción biológica y los sentidos procesados a través del corazón/cerebro/cuerpo
Percepción y perspectiva	Capaz de percepción omniextrasensorial y conocimiento de pensamientos, emociones, intenciones de otros (en especial	Fusionado con la experiencia humana y el medio ambiente; somático; energético, electromagnético, fluidos, celular, teji-

☞ continúa

☞ continuación

	de los padres), acceso al consciente, subconsciente, inconsciente e intenciones de otros, al ambiente, sucesos en detalle; funcionamiento y percepción tanto del ámbito físico como el no físico	do, químico, hormonal, cuerpo humano; conocimiento primario en niveles somáticos y energéticos
Comprensión y postura	Holográfica y holonómica; saber primario; habilidad para comprender simultáneamente el todo y cada parte, apreciando la escena completa, así como la pequeña; extremadamente intuitivo; sostiene complejidad; maduro; amoroso, ético, compasivo	No reflexiva, instintiva, adaptativa, sensitiva; conocimiento primario en niveles somáticos y energéticos
Memoria	No local; no dependiente del funcionamiento del sistema nervioso central o cuerpo físico; holonómica, holográfica, reflexiva-explícita, posible con atención-intención-cuando es observada	Local, instintivo, no reflexivo, implícito, somático, holonómico y holográfico
Comunicación	Telepática, mente a mente, intencional, no dependiente de la forma física humana, pero la usa como vehículo de comunicación, como apoyos de maduración	A través de percepciones humanas, sentidos y expresiones somáticas: químicas, energéticas, electromagnéticas, movimiento, gesticulaciones, voz (sonidos-lenguaje); mediante resonancia y estadios del ser
Wilber: área de indagación	Empirismo espiritual y mental	Empirismo mental y sensorial

ta perspectiva. También en el nivel trascendental está la capacidad de comunicación mutua e intencional entre mentes, la percepción omniextrasensorial y el conocimiento de pensamientos, intenciones y emociones de otros. Esto sugiere la evaluación aparente de los niveles subconsciente e inconsciente de los padres y otras personas en el ambiente.

Tomando como referencia el trabajo holográfico cuántico de Mitchell, hay evidencia que sugiere que dicha percepción trascendente opera antes de la concepción y es, por tanto, la percepción primaria, que tiene acceso a la información previa y posterior a la concepción y demuestra una percepción omnisciente, mucho más expansiva de lo que se puede explicar por medio de las células y el crecimiento del feto.

Planteo que dicha percepción de información no local es, como Mitchell sugiere, nuestro "primer sentido". De ese modo, quizá nuestro primer sentido de percepción implícita es para nuestros cinco sentidos lo que nuestra mente es para el cerebro. Dicho descubrimiento tiene implicaciones de extraordinario alcance en los modelos de desarrollo temprano y en nuestras ideas de cómo satisfacer las necesidades de un bebé durante su vida en el útero y en la infancia.

Ahora consideremos las características contrastantes de la conciencia humana. En tanto que la existencia, la percepción y las capacidades del ser trascendental aparecen de manera consistente, siempre presentes y atemporales, la conciencia humana comienza con la concepción y evoluciona mediante el desdoblamiento de un desarrollo consecutivo. El dominio del ser humano está dentro del plano físico de tiempo-espacio local. La percepción reportada en el nivel humano es orientada dentro de la forma física y la experiencia física-emocional. Durante el desarrollo prenatal es instintiva, no reflexiva o implícita, somática-emocional, adaptativa y en esencia relacional. El ser humano parece tener una conciencia sinérgica que surge de su experiencia con las relaciones y de la experiencia fusionada y no diferenciada con la experiencia de la madre y el ambiente o entorno: somático, energético, electromagnético, fluido, celular, de tejido, químico y hormonal; así como su percepción y respuesta sensorial y emotiva.

La comunicación se da por medios energéticos, electromagnéticos, químicos, movimientos, gesticulaciones y voz, que evolucionan con el desarrollo. La experiencia del ser humano es somática, visceral y con emociones profundas; está vinculada de manera compleja y sensible con las experiencias de la madre, la salud del ambiente del útero, el ambiente exterior (incluidas otras personas) y el viaje físico-emocional en el nacimiento. Además de ser adaptativa y sensible, también hay atención consciente, intencionalidad, voluntad y comunicación.

Una vez que comienza la encarnación, estas dos posiciones ventajosas del ser trascendental y el ser humano crean un espectro de conciencia y experiencia holonómico y holográfico, como un sistema de existencia evolutivo, no lineal, dinámico y autoorganizado, que yo denomino *ser integrado*. A menudo, las experiencias traumáticas y las impresiones son vistas como una interrupción en el flujo natural entre ambos niveles de existencia y de conciencia.

Continuemos con nuestra exploración de la relevancia de entender las dos perspectivas. El desarrollo temprano tradicional se ha enfocado principalmente en el nivel humano descrito arriba. Sin embargo, con un enfoque así de estrecho, no sólo no se reconoce o se entiende el ser trascendente sensible, sino tampoco las implicaciones de la sinergia que viene con las habilidades del ser trascendental y las necesidades del ser humano en el útero no son atendidas. Un entendimiento poderoso y hallazgo frecuente en la literatura clínica de la psicología prenatal y perinatal es la habilidad que tenemos desde la preconcepción para percibir información de nuestros padres (y generaciones anteriores) que parece ser de naturaleza holográfica, incluidos los niveles del consciente, subconsciente, inconsciente, así como memorias y patrones implícitos y explícitos.

La información puede centrarse en alguno específico, pero incluye otros componentes físicos, mentales, emocionales y espirituales. La información puede venir del presente, pasado o, en ocasiones, del futuro y parece tener propiedades no locales. (Vea la definición de Dossey de "no local" en el apéndice de términos y definiciones.) Debido a la resonancia con nuestro padre y madre por medio del ADN y la relación íntima continua con la madre en el útero, y como infantes, tenemos acceso a un amplísimo espectro de información acerca de ellos. La mayoría de los ejemplos citados ilustran dicha habilidad.

¿Recuerdan la historia de Tomi, que retrató su concepción en su juego con un diafragma y gritando: "¡Listos o no, aquí voy!", mientras él y su padre atacaban el fuerte? Cuando la madre le habló del momento en que descubrió que estaba embarazada y trató de suavizar la expresión de cómo se había sentido, él la interrumpió gritando: "¡Estabas enojada!" Alguna parte en su interior conocía las circunstancias y la reacción de su madre. Uno de los hallazgos más consistentes en la literatura prenatal y perinatal es el conocimiento que tenemos de la reacción de nuestros padres al saber del embarazo. Es un elemento poderoso en el desarrollo de las relaciones, en la visión que tenemos de nosotros y, además, da forma a nuestra vida de manera drástica.

Quiero compartir otra historia personal relacionada con mi experiencia de PPN que ilustra el acceso a la información de los padres y la habilidad para tomar decisiones relevantes desde el inicio de la vida humana. Una de mis primeras regresiones fue durante el segundo módulo de capacitación con William Emerson en 1990; en ella tuve experiencia de mi concepción. Era bastante nueva en PPN y no tenía tantas ideas preconcebidas.

Durante la regresión, me sorprendió la información que "conocía" de los asuntos no resueltos de la niñez de mi madre y sus heridas sin sanar. Más tarde pude confirmarla con ella. Recordé haber tenido la sensación de iniciar una relación con mis padres y de haber tenido una descarga de información "gestáltica", gran parte de ella en un nivel no explícito pero con un sentido de "conocimiento intuitivo". Fragmentos del pasado doloroso de mi mamá se volvió explícito. Sentí como si fuera parte esencial de nuestra conexión y nuestra relación, así como el propósito de estar juntas. También activó un tema que sería significativo en mi trayectoria por la vida. Lo que sucedió en la regresión me sorprendió aún más: me di cuenta de que cuando emergía la información y el conocimiento intuitivo, yo había tomado una decisión y un compromiso. Sentí un profundo amor y preocupación por ella.

En ese momento decidí que quería ayudarla a aliviar su dolor. "Yo tomaría su dolor". En 1990, cuando me di cuenta de ello, el efecto fue ondulatorio y profundo. Siempre había protegido a mi mamá; era su fuente de "luz", como ella solía decir. Crecí sintiendo la necesidad de aliviar su dolor.

Después de esa regresión, tomé nuevas decisiones y comencé a diferenciar el amor constrictivo del expansivo en el acto de cuidarla. Pero los elementos de la experiencia aún me sorprendían: el conocimiento intuitivo, el sentido de la descarga de una cantidad enorme de información y el hecho de haber tomado una decisión de vida en ese momento. Las implicaciones eran avasalladoras.

Al continuar mi capacitación y mis lecturas en PPN, descubrí que era un fenómeno común. De hecho, creo que Emerson ideó el término "síndrome del terapeuta fetal" porque muchas personas toman decisiones adaptativas durante sus experiencias en el útero: elecciones de actitud en la vida que dan forma al futuro, como tratar de satisfacer las necesidades no resueltas de nuestra madre o padre o asumir roles de identidad en la familia desde la etapa formativa en el útero.

Veamos un ejemplo de ese fenómeno extraído de *Voices from the Womb* [Voces desde el útero] de Michael Gabriel (1992). Esta sección contiene tanto las palabras de la paciente, Katie, mientras recordaba bajo hipnosis su experiencia en el útero, como los comentarios del terapeuta:

> *Está oscuro, casi no hay energía. Tengo frío, trato de generar calor. Tenía tantas ganas de venir, tener la oportunidad de amar y ser amada. Ahora trato de averiguar qué sucede. Será más difícil de lo que pensé.*

Katie habló de su madre: "Ella es tan fría con respecto a mí; no está emocionada ni es amorosa. Ella no muestra sentimientos hacia mí". La madre no se comportaba mejor con su esposo. Katie dijo:

> *Ella no se comunica con su esposo. Tiene miedo de ser vulnerable y encierra sus sentimientos. Cuando mi padre percibe su amor, ella se cierra aún más. Ella desarma a la persona que la ama. Piensa que necesita mantenerse fuerte, que para ella significa no sentir. Toda su energía está dirigida a conservarse y estar en control total.*

El matrimonio ya tenía problemas. Aun así, Katie veía que su padre estaba emocionado por el hijo que iba a nacer. Ella tenía un enfoque definido del conflicto marital: "Yo quiero salir para convencer a mi papá de que se quede". Asumió la responsabilidad de mantener unida a su familia.

¿Cómo pudo Katie ver la falta de conexión de su madre? Katie se culpó y dijo:

> *Es muy frustrante para mí. Tengo una intensa necesidad de relacionarme con mi madre, pero no lo consigo. No soy querida o amada. Me pregunto qué me pasa. Debe haber algo malo en mí.* (Pese a que Katie "sabía" que el problema era de su madre.)

Ante esto, Katie fue muy valiente:

> *Cuanto más trato, menos recibo de mi madre. En mi interior, me siento confundida y no querida. Pero en el exterior, siento que necesito hacer algo. Asumo una misión. Mi misión es salvar el matrimonio, que no se vaya mi padre. Es muy apremiante que salve su matrimonio.* (1992, pp. 64-65)

He aquí otro ejemplo de este importante concepto descrito en *Cosmic Cradle*. Sage comparte su conocimiento interno y la manera adaptativa de ubicarse en la familia que aparentemente echó a andar antes de nacer:

> Mi padre y la hermana de mi madre fueron amantes durante el embarazo de mi madre, cuando ésta me esperaba. Mi madre negó la relación. Sabía, pero no quería aceptarlo de manera consciente. Se sentía aterrorizada...
>
> Le dije a mamá que yo sabía de la relación de mi papá desde que estaba en el útero. Ella dijo: "Sí, tienes razón. Ellos tuvieron relaciones cuando tú estabas en el útero, pero yo no lo supe hasta cinco años después".
>
> Puesto que yo sabía del amorío, traté de hacerla de niñera de mi padre durante ese tiempo. De niña hice cosas como sentarme entre mi papá y mi tía en la iglesia. Durante mi niñez, estaba enojada con mi mamá por no percatarse de eso, aunque lo enfrentó tan pronto como pudo. (p. 520)

Esas historias representan el tipo de decisiones adaptativas que tomamos durante nuestras experiencias tempranas en el útero. La percepción de los sentimientos internos de los padres y la dinámica entre ellos con respecto a las decisiones que toman los niños resultan muy interesantes.

En mi opinión, la complejidad es fascinante: por un lado, tenemos acceso a un extenso cuerpo de información acerca de nuestros padres y otras personas, así como un entendimiento complicado de la dinámica involucrada desde la perspectiva trascendental; y por otro, a medida que llegamos al dominio humano con la información codificada en nuestro ADN y la experiencia de estar en el cuerpo y entorno de nuestros padres, parece que perdemos nuestro sentido coherente de existir y asumimos ciertas creencias y patrones humanos. Mediante la fusión con nuestra madre, resonamos con algunas etapas de existencia o patrones y los imprimimos como nuestros. Además, hacemos evaluaciones intencionales y tomamos las que parecen ser decisiones *adaptativas* que darán forma a nuestro crecimiento como seres humanos a partir de entonces. Asumimos creencias, roles e imágenes constrictivas del ser, que se convierten en patrones, enfocan nuestra atención y dan forma a nuestra vida.

Una de las creencias constrictivas más comunes que escuchamos en el trabajo de la psicología prenatal y perinatal es, por ejemplo: "Hay algo malo en mí". Dos situaciones comunes que provocan dicha creencia incluyen: *1*) el descubrimiento de un embarazo en que el bebé no es querido, es rechazado o fuente de resentimiento, y *2*) la separación del bebé y la madre en el nacimiento. En la comunidad del desarrollo temprano el hijo es vulnerable de suponer que hizo algo malo o tiene la culpa de una situación difícil de enfrentar, por ejemplo, el descuido o el divorcio. En el trabajo de PPN consideramos que somos propensos a dichas interpretaciones desde el comienzo de la vida.

¿Podría ser que nuestra necesidad de amor, de conexión, de ser vistos y bienvenidos sea tan poderosa desde el comienzo de la vida que tomamos decisiones constrictivas o creencias para adaptarnos o que haríamos lo que fuera para estar conectados con una relación? El biólogo celular Bruce Lipton (2001, 2005) afirma que nuestras células están dirigidas por su percepción del ambiente desde que comienza la vida (www.brucelipton.com). Si perciben que el ambiente es seguro, funcionan para crecer; si perciben que no lo es, funcionan para sobrevivir.

Por tanto, desde la perspectiva humana, somos increíblemente sensibles a nuestro ambiente y su dinámica; desde el nivel celular o el psíquico, nos adaptamos a él. Aun cuando es constrictivo o distorsionado, nos adaptamos. En esa interacción, desarrollamos creencias acerca del ambiente que da forma a nuestra orientación para protegernos o crecer.

En mi artículo "The Power of Belief: What Babies Are Teaching Us" (2002), planteo que cuando somos bebés, ya hemos establecido miles de creencias que dan forma a nuestro ser en cada nivel. Esas creencias filtran nuestra percepción y conforman nuestro sentido de existencia, relaciones, cuerpo y cada aspecto de nuestro desarrollo. Incluyo tres ejemplos clínicos del trabajo con bebés que demuestran su resonancia actual con sucesos y experiencias tempranas que crearon patrones problemáticos en su vida infantil. En esos ejemplos también explico cómo trabajamos con ellos. Aunque entonces no desarrollé el trabajo de la misma manera, los ejemplos ilustran nuestro enfoque al trabajar con su ser integrado.

Continuando con la explicación de las diversas características de las dos perspectivas reportadas en la literatura PPN, quiero dirigirme más bien hacia la perspectiva humana durante la vida en el útero. En el último ejemplo, Sage relató una historia en la cual la paciente se adaptó a la dinámica psicológica de sus padres. Un tema demasiado común en el trabajo PPN es el conflicto vivido en el útero, durante el nacimiento y la infancia, cuando las necesidades que sustentan la vida no son resueltas, lo cual provoca una dinámica intensa de doble vínculo.

La historia siguiente se centra en la experiencia del bebé en un útero químicamente tóxico y el consecuente amplio espectro de impactos duraderos. Con frecuencia, cuando hay toxicidad química o emocional/mental en el momento en que nos implantamos en el útero de nuestra mamá y tenemos contacto con nuestra fuente de vida, surge un conflicto profundo, se pone en acción una estrategia adaptativa relevante para enfrentar el dilema. Cuando enseño este material a los estudiantes graduados, les pido que examinen una creencia constrictiva o patrón que pueda haberse generado en el periodo prenatal o perinatal. Una estudiante que había realizado bastante trabajo personal con la psicología prenatal y perinatal escribió de manera intuitiva su experiencia en el útero y los patrones resultantes, a saber:

La creencia que he examinado es que "el mundo no es un lugar seguro". La causa más obvia de dicha percepción es la experiencia de haber estado dentro del útero tóxico de mi madre. Ella fumaba entre una y una y media cajetillas de cigarrillos al día. Siempre tuve la sensación de estar chamuscada por la nicotina. Era doloroso y debilitante. Ocasionó que casi no pudiera respirar y apretaba mi cordón umbilical. Siento que varias veces casi morí durante la gestación. Estaba mal nutrida porque no podía ingerir grandes cantidades de nutrientes de mi madre porque todo estaba impregnado con nicotina. Su útero era una zona de peligro para mí. No podía controlar o hacer que dejara de fumar y no sabía cuándo llegaría el próximo ataque. Yo estaba tan débil al nacer que casi morí.

Esas experiencias han afectado la postura de toda mi vida. Abajo hay un resumen de algunas de las maneras como he sido afectada por esas impresiones tempranas:

1. A menudo, siento temor de tener nuevas experiencias, siempre evalúo el peligro antes de cualquier acción. He pasado mi vida lista para luchar o huir, y mi sistema nervioso autónomo ha estado en continua revolución.

2. He sufrido una condición conocida como "defensa táctil" y pasado la mayor parte de mi vida con tensión en el cuerpo, sin poder ser tocada en ciertos lugares.

3. Mis relaciones han estado repletas de algún tipo de ansiedad, soy incapaz de ser indulgente con ellas. He manejado mis relaciones con mucho cuidado, incapaz de confiar en que son seguras y gastando demasiada energía para asegurarme de que no son agresivas o antagónicas. Establecerme con otra persona, vulnerable y sin protección, ha sido muy difícil para mí.

4. Mi relación con la nutrición ha sido confusa y disfuncional. No he sabido lo que significa integrar el nutrimento en mi cuerpo. He tenido una relación de amor/odio con la comida y con comer, que se manifestó en 12 años de bulimia y vómito cinco veces al día. Dejé de vomitar hace 17 años y sólo los últimos cuatro años he sentido el deseo auténtico por nutrirme y explorar lo que significa atender ese deseo.

5. He tenido dificultad para establecer una relación con mi cuerpo y estar en él. He pasado varios años viviendo fuera de él, donde no hay dolor físico y explorando otras áreas de la conciencia. En realidad eso

ha sido benéfico, pero ahora mis experiencias con la conciencia deben aterrizar en mi cuerpo.

He explorado esos temas consciente y continuamente durante los últimos seis años y he hecho cambios drásticos. Aún hay cambios que debo hacer pero, en general, siento que por fin he arribado a mi vida y a creer que es seguro estar aquí.

Éste es un retrato poderoso de los efectos duraderos del desarrollo dentro de un ambiente tóxico. Note el lector cómo su primera estrategia en el útero es tratar de controlar lo que llega a su cuerpo. Cuando eso no es suficiente, ella se desconecta de la perspectiva humana y centra su atención en la percepción trascendente. El problema con este patrón adaptativo es que, con frecuencia, deja a la persona con una estrategia de doble vínculo. A menudo tienen una conexión espiritual o habilidades psíquicas y les gusta "pasar tiempo ahí".

La dificultad ocurre cuando quieren estar en su cuerpo para volver a hacer contacto con el trauma. Cuando trabajamos con el trauma de dicho periodo, vemos una interrupción adaptativa de la conexión entre las dos perspectivas: a menudo una persona tiene experiencia de una de ellas sin tomar conciencia de la otra.

En el caso de esta estudiante, su patrón de vida era atender la experiencia desde la perspectiva trascendente para enfrentar el sufrimiento que vivenciaba cuando estaba enfocada en su cuerpo. Cuando su percepción está más centrada en la perspectiva humana y el cuerpo, el patrón es tan poderoso que ella, como el pequeño bebé, se sumerge en esa percepción y pierde el lado observador de la experiencia, así como su habilidad para relacionarse con el patrón.

La historia siguiente también ilustra el estado de fusión poderoso que establecemos en el útero de nuestra madre, resonando profundamente con los patrones de ella. Ésta es parte de la historia de Dora, bajo hipnosis, relatando la experiencia de estar dentro de su mamá, tomada de *Voices from the Womb*:

Mi madre tiene verdaderas dudas acerca de la vida; se pregunta si vale la pena estar viva. No tiene nada de autoestima. Pero desea con todas sus fuerzas tener este bebé. Me manda amor pero ella no puede amarse. Eso es lo que puedo percibir. No puedo notar la diferencia entre el amor que es enviado y el odio a sí misma. Los mensajes se confunden... Sí, todo lo recibo yo. El mensaje "no me quiero", la tensión, todo lo negativo es absorbido por mí directamente... El odio que se tiene es algo que absorbo. ¡Impregna todo! Tengo un sentimiento de no estar bien. El conocimiento es casi irrefutable. Viene de mi conciencia más temprana. No estoy bien. (pp. 50-51)

Esta historia ilustra que, más que hablar con el bebé o amarlo, lo que hace resonancia con él es el estado del ser y su impresión durante el embarazo, el nacimiento y la infancia.

Hasta ahora nos hemos enfocado en varias de las características de nuestras perspectivas trascendentes y humanas. Veamos ahora nuestra capacidad temprana para comunicarnos. La comunicación de la perspectiva trascendente es telepática, de mente a mente. Existen varios ejemplos en la literatura de PPN que exhiben similares cualidades y métodos, como la comunicación telepática estudiada entre adultos en escenarios controlados.

En la comunicación entre mente y mente, la madre o la persona que recibe la señal del bebé puede tener una *percepción sensorial primaria*, ese conocimiento intuitivo que está transmitiendo el bebé. A veces es recibido en un nivel instintivo no reflexivo y respondido en ese nivel. En otras ocasiones, la comunicación entre mentes es más explícita: la madre percibe conscientemente que el bebé se comunica con ella. Con frecuencia, esta comunicación tiene lugar durante el sueño, la meditación o la ensoñación. A menudo, el enlace mente-mente es recibido por la madre (o receptor) de acuerdo con una sensación espontánea de los estados físico-emocionales del bebé, una sensación impulsiva de actuar o hacer algo, y/o maneras distintas de comunicarse, como pateando o cambiando de posición en el útero.

Escuché una historia triste al respecto. Una señora llegó a verme dos meses después de haber perdido a su bebé en la semana 37 de su embarazo. Me relató que había tenido la sensación de que algo no estaba bien, pero no confió en ella. Un día pensó que el bebé se estaba comunicando para pedirle ayuda, sintió que le decía: "Estoy apenas sobreviviendo". A pesar de que estuvo despierta toda la noche con esa preocupación, dudaba de que fuera en verdad su bebé quien estuviera comunicándose y llegó a pensar: "¿Cómo voy a llamar al doctor para decirle que mi bebé tiene problemas?" Creyó que la tomarían por loca.

Tristemente, durante un ultrasonido efectuado la siguiente mañana, la tragedia fue revelada. El bebé tenía el cordón enredado alrededor del cuello tres veces y acababa de morir. Desde mi punto de vista, este resultado pudo haberse evitado si entendiéramos y aceptáramos la naturaleza trascendente de nuestros bebés y lo natural que resulta esta comunicación telepática. Me siento atraída por la aldea africana de Somé y su costumbre de mantener la armonía con el ser que crece en el útero, mientras escuchan y alientan la comunicación del bebé.

Hasta ahora hemos centrado la explicación de las dos perspectivas en ilustraciones del periodo de preconcepción y vida prenatal. En el trabajo clínico de PPN, también hemos adquirido entendimiento amplio del nacimiento desde el punto de vista del bebé. Como expliqué en la primera parte de este libro, durante los últimos 30 años los terapeutas también han trazado un mapa de cómo esas experiencias tempranas ponen en marcha patrones de vida en cada nivel de nuestro ser; cómo reconocer dichos patrones en los bebés, niños y adultos, así como los cambios obtenidos mediante las intervenciones terapéuticas.

Ambas perspectivas prevalecen en el bebé durante el nacimiento y recién nacido, como demuestran los ejemplos de los estudios de Wambach y Chamberlain. De nuevo, como bebés, tenemos experiencia de nuestro nacimiento y del vínculo en varios niveles, de una manera más extensa de la que pensábamos previamente. Existe mucho material de lectura en esta área. En futuras presentaciones acerca de dichos conceptos me enfocaré específicamente en el nacimiento. Por ahora es suficiente decir que el nacimiento es un viaje mediante el que dejamos la vida en el útero para tener experiencia de la etapa siguiente de la vida humana como ser humano independiente.

La vida en el útero es una experiencia extraordinaria mientras resonamos con nuestro entorno y nuestra madre, aprendiendo con intensidad acerca de la vida humana. En el sistema dinámico del ser y el otro, en la complejidad de la naturaleza holográfica de nuestro ser y nuestra realidad, aprendemos en cada nivel y le damos forma para adaptarnos a nuestras circunstancias humanas.

Cuando es tiempo de nacer, nuestro sentido del ser, nuestras relaciones, cuerpo, mente y espíritu tienen una historia desarrollada. La llevamos en la experiencia del nacimiento que implica una mudanza de lo conocido a lo desconocido, de lo interno a lo externo; tiene un principio, un medio y un final. Solíamos pensar que este viaje estaba completo cuando el bebé nacía; ahora sabemos que no lo está hasta que regresa a la madre para renovar su conexión y encuentra una nueva vía de nutrimento en el pecho de ella.

Después de 30 años de trabajo con bebés, niños y adultos, sabemos que somos sensitivos, perceptivos, proactivos y profundamente afectados por las experiencias tempranas. Es un viaje intenso. Mientras escribo esto, tienen lugar las Olimpiadas en Grecia. Nos relacionamos con la culminación de años de preparación, la agudeza del ser del atleta mientras ejecuta su desempeño. Anoche veía al comentarista deportivo hablar de cómo un momento puede ser grabado en la mente durante años por venir, la intensidad del triunfo o del remordimiento en el momento de fallar.

Al trabajar con bebés, vemos la grabación de su nacimiento y vida temprana en su manera de *ser* en el mundo (físico, emocional, mental y espiritual). Nos muestran los patrones, lo que han aprendido y llevan con ellos como realidad. (Nuevamente, sugiero al lector ver el Apéndice *El poder de las creencias*, en el que encontrará historias clínicas de este fenómeno.)

Los bebés continúan mostrándonos las habilidades y características de ambas perspectivas. En mi trabajo prenatal y perinatal, mi intención es relacionarme con el ser integrado del bebé, con el ser completo que tiene un ser trascendente, una omnipercepción y percepción, así como acceso a la información en múltiples niveles, en especial el concerniente a los padres y otras personas con contacto directo. En mi práctica es esencial aceptar el hecho de que el bebé tiene un sentido del existir; es capaz de comunicarse de manera local y no local; de entender la comunicación más allá de lo que previamente se creía y que puede aprender, tomar decisiones y cambiar tanto sus creencias como sus patrones.

Lo considero un ser humano inmerso en su experiencia, fusionado con la madre y su medio ambiente, que es exquisitamente sensitivo a su entorno mediante sus primeras percepciones y sus sentidos; también tiene las necesidades con las que estamos familiarizados en la comunidad del desarrollo temprano. En el trabajo con ellos y sus padres, modelamos esta nueva manera de *estar con los bebés*.

La mayoría de quienes vivimos en el mundo de Occidente no sabemos relacionarnos de manera adecuada con el ser integrado, el ser completo. ¿Qué significa relacionarse con el ser integrado del bebé? En algunos textos que hacen referencia a la naturaleza trascendental de los niños, los caracterizan como "realeza". Ciertas cualidades, como su sensitividad exaltada, dificultades y conductas desafiantes, son atribuidas a su naturaleza majestuosa. En mi opinión, es importante considerar cuidadosamente dónde se originan dichas características. Con frecuencia, en el trabajo con bebés y niños esas características son en realidad patrones traumáticos originados en la experiencia prenatal y perinatal, que se vuelven parte de los patrones humanos del ser, impresos y constrictivos. Cuando trabajamos con niños, mediante la evaluación e intervención orientadas en PPN, esas características son resueltas. Por tanto, yo tendría cautela al asignar dichas características a la naturaleza trascendental de los niños.

Recuerdo que un padre, luego de haber escuchado acerca de las capacidades expansivas, llamaba a su hijo el pequeño gurú; o una madre que le preguntaba a su bebé: "¿Debemos comprar esta casa?", consultando a su hija como a una psíquica. Pese a que el bebé tenía capacidades y conciencia, les aconsejé que no le impusieron tantas responsabilidades o tuvieran expectativas creyendo "leer" la conciencia del bebé. Con gentileza guío a los padres para que aprecien, en equilibrio, ambas naturalezas. Se trata de bebés sensitivos, con necesidad de ser nutridos, amados y criados en armonía. En el corazón de nuestra percepción de las capacidades del bebé está el entendimiento de que podemos tener una relación más enriquecedora cuando nos relacionamos con su ser integrado.

Capítulo 4

Integración

El terreno sobre el cual construir un modelo integral de desarrollo temprano es el entendimiento de que nuestro ser humano físico es una parte de, una expresión de, nuestro ser trascendente primario y abarcante. A medida que encarnamos, nuestras perspectivas trascendentes y humanas tienen una relación holográfica holonómica, que se convierte en un sistema autoorganizativo que yo denomino *ser integrado*. La relación es dinámica, creativa, adaptativa, pero siempre en pos de mayor conexión, complejidad e integración.

Durante la época moderna se desarrolló una separación artificial entre esas dos perspectivas, que fue reforzada generación tras generación, creando campos morfogénicos de maneras de ser, de creer y estrechando las percepciones de la realidad. Nuestro conocimiento de la existencia de esa naturaleza trascendente desde el comienzo de la vida y el entendimiento de cómo armonizar y recibir la conciencia en este nivel disminuyó o fue negado. Los modelos newtonianos de la física y los modelos resultantes en la medicina, la psicología y el desarrollo temprano socavaron la conectividad y el conocimiento intuitivo, conforme el mundo físico observable se volvió primario. En consecuencia, algo muy preciado fue olvidado.

Wilber sugiere que el reto de nuestra era posmoderna es la integración de la ciencia y la espiritualidad. El modelo integral de Wilber proporciona un marco de referencia para contener los tres ámbitos de cuestionamientos: espiritual, mental y empirismo sensorial. En dicho modelo podemos honrar la interioridad del *yo* y del *nosotros*, así como la exterioridad del *ello* en nuestras interrogantes.

El entendimiento actual de que el universo y la existencia humana están llegando a completar el círculo, retoma el entendimiento de que nuestra realidad no es sino un aspecto del universo holográfico cuántico, así como un misterioso *todo lo que es* de lo que, en verdad, no podemos ser separados. Hemos llegado a entender que percibimos y utilizamos no sólo información de nuestra dimensión física, sino también de las dimensiones implícitas.

La ciencia muestra ahora lo que han practicado los chamanes y místicos durante siglos: que enfocando nuestra atención e intención influimos en el mundo y en otras personas, independientemente del tiempo y del espacio. Viendo esto, así como esta sed de alma y espíritu que estamos atestiguando, la sed de lograr una reconexión, nuestros campos morfogénicos están cambiando y la reconexión, creciendo.

Nuestros modelos actuales de desarrollo temprano reflejan ese movimiento hacia la integración y la conexión, junto con la apreciación de que nuestro desarrollo es esencialmente de naturaleza diádica y que nuestras experiencias tempranas crean el plano arquitectónico para la vida. La necesidad de conectarnos, aunque siguiendo nuestros ritmos y nuestro ser, en una vinculación sana y en patrones autorreguladores, habla de la importancia de la habilidad como padres (o de quienes están a cargo de los niños) para armonizar y ser coherentes cuando los cuidamos.

La perspectiva del desarrollo infantil también es resultado de la investigación física, el empirismo conductual y sensorial, así como de la observación y el análisis. Al mismo tiempo, prácticamente no hay mención de nuestra conciencia primaria, nuestra alma, espíritu o naturaleza trascendente en los modelos de desarrollo temprano.

La psicología prenatal y perinatal ha renovado la exploración del entendimiento de la experiencia humana desde una óptica integrada que honra nuestra naturaleza pluridimensional. En esta exploración encontramos las repercusiones (desde las desafortunadas a las trágicas) de esta separación de la ciencia y la espiritualidad; la desunión de nuestra perspectiva humana de la trascendental; en la forma como hemos recibido a los bebés a este mundo; nuestras intervenciones médicas y los modos de conducirnos con los bebés durante su periodo temprano, increíblemente impresionable.

Las anécdotas presentadas, que constituyen miles de historias y vidas, tienen implicaciones que nos convocan a reintegrar, recordar y crear nuevos modelos que vayan más allá tanto de los extraordinarios avances de la ciencia, como de la sabiduría antigua de la gran cadena del ser. Tenemos ahora la oportunidad de crear la mejor de las perspectivas, si llevamos dichos conceptos hacia un enfoque integrado.

Integración del desarrollo tradicional de Occidente en el modelo integral

Cuando reviso mi trayectoria de exploración del desarrollo temprano y la disonancia que he sentido entre el punto de vista de dicho desarrollo y la psicología prenatal y perinatal, así como lo que he aprendido de los bebés, encuentro que el marco de referencia integrado holográfico holonómico agrupa lo mejor de cada tradición. Cada una adquiere mayor relevancia como parte del ser integrado, que si es vista por separado. La exploración de las dos perspectivas de la conciencia en la literatura prenatal y perinatal es tremendamente aclaradora.

Ahora, cuando considero la perspectiva actual de los modelos de desarrollo temprano bajo la lente del modelo integral holográfico holonóminco, puedo verlos de un nuevo modo más preciso.

Por ejemplo, aún me parece una propuesta verdadera bajo la premisa de que en el útero nos fundimos completamente con la madre y con el entorno, así como durante la primera infancia, y que poco a poco vamos adquiriendo un sentido de individualidad. Pero para mí, el momento de la verdad fue el instante en que me di cuenta de que esto también es así para la conciencia humana. El desarrollo de la permanencia de un objeto durante el periodo de la infancia existe como un fenómeno de crecimiento en el ser humano.

El entendimiento de las culturas occidentales ha sido enfocado en el ser biológico. A partir de esa idea, estos modelos nos ayudan a comprender el proceso de aprendizaje para ser humanos: vivir dentro de un cuerpo humano, una familia humana, en el plano físico tridimensional. También si somos trascendentes, seres sensibles y conscientes cuya existencia sobrepasa el tiempo/espacio físico, tendríamos que aprender a orientarnos y a funcionar estando en el cuerpo humano, en relaciones humanas, así como en el mundo físico. Debemos aprender a pensar, sentir, relacionarnos y lidiar con nuestra serie de emociones y reacciones. Comenzamos unidos a nuestros padres, orientados a convertirnos en seres humanos en nuestro entorno específico y lentamente desarrollamos un ego propio, separado de ellos y del entorno.

De ahí que piense que tenemos dos niveles distintos de conciencia, aunque cerradamente entretejidos, y que bastante del enfoque tradicional de Occidente en los modelos tempranos se ha enfocado en la investigación del propio desarrollo del ser humano. Ahora, cuando nos armonizamos con los hallazgos sobre la auto-organización del modelo holonómico integrado, varios puntos de vista se sostienen, pero existe una verdad más amplia: que somos más que un organismo biológico; que nuestro ser trascendente está presente antes y al momento en que encarnamos; y que podemos lograr una empatía más directa y una relación con la conciencia sensible de manera más completa.

Cuando nos abrimos para incluir tanto al ser trascendente como al ser humano, nuestros modelos de desarrollo temprano y el modo en que damos la bienvenida a nuestra conciencia, todo se reconstela en un modelo con mayor complejidad, coherencia, integridad, auto-organización, que refleja una verdad más dinámica de la naturaleza holonómica de dicha relación. Ésa es mi creencia; ésa es mi visión.

En nuestro entendimiento actual del desarrollo cerebral sabemos que el cerebro reptiliano está más activo durante la primera infancia. También vemos que cuando el siguiente nivel superior del cerebro (el funcionamiento límbico) es más dominante en actividad y entra en relación con el reptiliano, reconstela el funcionamiento del cerebro inferior. El patrón de reconstelación ocurre conforme cada nivel de cerebro emerge como un enfoque de crecimiento y de actividad. La importancia de esta perspectiva holonómica de integración de los cuatro cerebros es uno de los hallazgos más significativos en el desarrollo temprano hoy día.

Al recapacitar sobre lo que durante los últimos 15 años me han enseñado los bebés y los niños, y lo que sostiene la integridad de mi experiencia directa con ellos en su proceso curativo, reconozco este principio holonómico. Creo que opera cuando unimos nuestro ser humano biológico y nuestro modelo integral, que es reconstelado por el ser trascendente, abarcante e inclusivo.

Cuando reconstelamos nuestro punto de vista con nuestra conducta ante los bebés, que incorpora su (y nuestra) naturaleza pri-

maria más abarcante, su (y nuestra) naturaleza trascendente en relación con su naturaleza humana, ello reconstela la manera en que el ser humano se desarrollo y funciona.

Lo que he incluido en la presente obra representa los elementos rudimentarios del entendimiento en este siglo XXI del ser integrado pluridimensional y el modelo integral de desarrollo temprano. A continuación presento conceptos clave que serán retomados en el futuro, como parte del modelo integral, a saber: la urgencia de revisar la teoría de nuestras necesidades, el espectro holográfico de la comunicación y el aprendizaje, nuestra naturaleza adaptativa y el desarrollo holográfico de nuestra forma y conciencia adaptativa, así como la idea de un modelo imperante.

El ser integrado en busca de teoría

Nuestro modelo integral del siglo XXI acerca de los bebés comienza con la premisa de que tenemos una conciencia trascendental, consciente y sensible del *yo soy*, el *ser-yo*, con un conocimiento primario plenamente maduro del ser. El desenvolvimiento del ser desde el ámbito no local hacia el local durante la encarnación y el desarrollo temprano en las experiencias humanas están fusionados tanto con la madre como con el entorno y tienen una experiencia implícita al encarnar, relacionada con y contenida en el ser no local. Cuando vemos el ser como un *ser integrado* holográfico holonómico, nos damos cuenta de que el todo es más que la suma de sus partes y de que el nivel superior del ser trascendental contiene un grado más alto de organización, complejidad y función que el nivel físico.

A la luz de los hallazgos de la psicología prenatal y perinatal, la teoría de nuestras necesidades refleja el espectro de necesidades del ser integrado holográfico holonómico. Éste es un tema muy importante y merece bastante más atención de la que mencionamos aquí. Baste decir que muchas de las necesidades que hemos considerado esenciales para el desarrollo sano durante la infancia y la niñez las tenemos desde el comienzo de la vida en la concepción. Los descubrimientos de la psicología prenatal y perinatal han revelado en forma consistente que deseamos ser: amados, valorados, queridos, bienvenidos, seguros, vistos, escuchados y aceptados por quienes somos; incluidos y en comunicación, como los seres humanos sensibles y sensitivos que somos.

También creo que los descubrimientos indican que tenemos una necesidad innata por la estética de la verdad, la belleza, la armonía y la "luz", desde los inicios de la vida. Prosperamos en un contingente sano, genuino y de mutualidad, en amor, dicha, apoyo, libertad, apreciación y en un ambiente en que podamos instintivamente expresarnos como somos. Nos adaptamos para enfrentar el conflicto, la dominación, ser tratados como objetos, la exclusión, la violencia, el engaño, la vergüenza, la depresión, la incoherencia, la toxicidad, el vacío y no ser recibidos como seres conscientes.

Conocimiento y existencia integrados: percepciones y sentidos

En el capítulo anterior comenzamos a construir nuestro modelo partiendo de los dos niveles básicos de experiencia: el trascendente y el humano, el no local y el físico. Con el fin de dar mayor claridad al espectro de la experiencia, deseo añadir otro elemento. A partir de la concepción, durante la permanencia en el útero, durante el nacimiento y la unión con la madre, y durante la infancia, percibimos, funcionamos, nos comunicamos, aprendemos y adquirimos una memoria en tres niveles: el de la conciencia no local, el energético y el físico local. El nivel trascendental es primario y funciona de manera no local y, además, ocurre instantáneamente. El nivel físico en el Cuadro 2 incluye los componentes tanto físicos como energéticos. En la búsqueda de tales niveles de información compartida y experiencia, se ha encontrado que la respuesta o reacción más lenta se halla en el nivel físico. El nivel energético actúa como puente entre el nivel no local y el físico, y transfiere información con más rapidez que en este último (Hunt, 1995).

En experimentos innovadores, los investigadores del instituto HeartMath han demostrado que el sistema sensorial neuronal del corazón y el cerebro recibe y responde a la información acerca de un acontecimiento *antes* de que éste ocurra (McCraty, Trevor y Tomasino, 2005; McCraty, Attkinson y Bradley, 2004). *En sus experimentos, cerebro y corazón respondieron a acontecimientos al azar segundos antes de que fueran siquiera elegidos por la computadora.* Lo anterior sugiere que tanto el cerebro como el corazón tenían acceso a información cuántica antes de que se convirtiera en un suceso verdadero en el tiempo/espacio. Sorprendentemente el corazón respondió antes que el cerebro; de ahí que se le identificara como un receptor más primario de la información no local. Los investigadores sugieren que el campo electromagnético del corazón, el más poderoso del cuerpo, puede "relacionarse con un campo más sutil energético que contiene información sobre objetos y sucesos remotos en el espacio o anticipados en el tiempo", que refirieron como (igual que Mitchell) "percepción intuitiva" (McCraty, Trevor y Tomasino, 2004, p. 17).

Veamos ahora dicha información y consideremos la percepción y los sentidos a la luz del modelo integral, holográfico holonómico. Coincido con Mitchell en que la percepción intuitiva, o lo que algunos llaman conocimiento primario, es nuestro "primer sentido". Si ponemos en práctica nuestro modelo holonómico, la intuitiva es la percepción de la información en el nivel cuántico, incluidos los niveles más elevados de integración, auto-organización y complejidad de la gran cadena holonómica de la existencia. Por tanto, cuando tenemos acceso a y nos alineamos con ésta, funcionamos desde dichos niveles superiores; tenemos acceso al ámbito de nuestra conciencia trascendental.

Las memorias prenatales y perinatales indican con claridad que tenemos acceso y funcionamos en ese nivel de omniconocimiento y evaluación. Sin embargo, ¿podría este nivel no local primario de conocimiento estar relacionado con lo que muchos han llamado *inteligencia innata* y que se cree guía nuestra existencia en cada nivel, siguiendo el principio holográfico de "el todo está presente en cada una de sus partes"?

Lipton (2005) descubrió que las células "saben" si el entorno es o no seguro. La quinesiología aplicada utiliza el principio de que, para determinar si algo es verdad o mentira, se prueba con la fuerza o debilidad de un músculo de la persona. El sistema refleja fuerza si algo es verdadero o debilidad si es falso. Dicha prueba también sirve para determinar si algo refuerza el bienestar de una persona o lo disminuye. Tales ejemplos pueden tomarse como muestra del conocimiento primario en varios niveles de la existencia. Los bebés y niños pequeños muestran su conocimiento primario cuando tienen acceso a experiencias prenatales y perinatales, como en algunos casos citados al principio del libro. Estamos familiarizados con el conocimiento primario de nuestras emociones, como el amor. Cuando contestamos a una pregunta con un: "Simplemente porque lo sé" es una respuesta característica del conocimiento primario.

Uno de los principios sobre los que escribí en mi libro *Being with Babies* [En compañía de los bebés] y que he incorporado en mi trabajo y mi enseñanza, es que la verdad auténticamente genuina ayuda a orientar nuestra existencia y a nuestro ser integrado. He vivenciado cientos de veces lo anterior en mi práctica como psicóloga. Cuando creamos una atmósfera de comprensión, compasión y sensibilidad, y cuando reconocemos, admitimos y compartimos algo que ha ocurrido, puede constituir un momento de profunda curación.

Durante el siglo XX, cuando la idea predominante acerca de los bebés excluía la posibilidad de la existencia de una memoria significativa, de sentimientos y respuestas a sucesos prenatales y perinatales tempranos y su dinámica, los acontecimientos difíciles o traumáticos nunca eran discutidos o reconocidos en el momento o, incluso, después. Las repercusiones de dichas situaciones comunes se convierten en lo que el sistema de la persona busca en la terapia de la psicología prenatal y perinatal. Cuando la verdad es hallada y enfrentada, comienza el proceso de sanación. Hay bastante más por decir acerca del tema, pero por el momento sólo haré énfasis en que nuestra inteligencia innata es conocimiento primario que informa a cada nivel de existencia y que se origina dentro del orden cuántico implícito.

En el nivel físico de conciencia, ésta es tradicionalmente considerada en términos de nuestros cinco sentidos. Un sexto sentido, más fundamental, parece ser nuestra percepción y habilidad para orientarnos en el tiempo/espacio. Y, finalmente, sugiero que entre lo cuántico y nuestros sentidos físicos, se halla la percepción de la fuerza del campo electromagnético. En el modelo integral, la escala completa de percepción y conciencia sensorial parecen funcionar de manera sinérgica en los tres niveles de información y comunicación compartida: el cuántico, el energético y el físico. Cuanto más conscientemente nos armonizamos con esta escala de experiencias y conocimiento, más profundizamos nuestra comunicación y armonía con la naturaleza integrada de nuestros bebés, así como con la nuestra.

Cuadro 3. Niveles holonómicos de conciencia y percepción

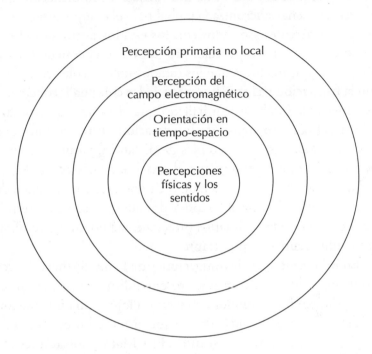

Percepción primaria no local

Percepción del campo electromagnético

Orientación en tiempo-espacio

Percepciones físicas y los sentidos

El área nueva de neurocardiología y las investigaciones del instituto HeartMath están diseñando un mapa del entendimiento fundamental de este proceso de armonía y comunicación. El corazón ya no es visto como un simple músculo de bombeo, sino como un "sistema altamente complejo con su propio 'cerebro'[...] un intrincado centro para recibir y procesar información", que puede recordar, aprender y tomar decisiones funcionales independientes de la corteza del cerebro (McCraty, Bradley y Tomasino, p. 15). Se ha llegado a saber que el ritmo del cerebro está en sincronía natural con la actividad rítmica del corazón.

Los investigadores sugieren que el campo electromagnético del corazón, que es el campo rítmico electromagnético más poderoso, actúa como una onda transmisora de información que provee una señal sincronizada global para el cuerpo entero. Los estados coherentes asociados con los estados positivos del ser, como en el amor y el aprecio, promueven una coherencia sistémica mayor, mientras que los estados menos coherentes, como la frustración y el enojo, son asociados con una incoherencia desordenada. También han hallado que el campo electromagnético del corazón transmite información entre personas que se encuentran hasta a cinco pies de distancia, y que el sistema nervioso de este órgano puede, de hecho, actuar como "antena" dirigida y que reacciona ante el campo electromagnético de otras personas. Las implicaciones de tales hallazgos en términos de los periodos primarios prenatales y perinatales resultan extraordinariamente importantes.

En mi opinión, las investigaciones de la inteligencia del corazón son relevantes para nuestro entendimiento del ser integrado, holográfico holonómico y cómo lograr una integración desde el inicio de la vida. Pese a que el tema no es objeto de análisis en este libro, el instituto HeartMath y los autores del artículo citado antes me han permitido incluir partes de dicho texto acerca de sus hallazgos en el Apéndice *El corazón que resuena*.

Elecciones tempranas adaptativas y el inconsciente adaptativo

Crecemos relacionándonos. Sea en un nivel celular o en un omni-nivel, leemos nuestro entorno y nos adaptamos, vinculándonos con éste. Como vimos en el capítulo anterior, uno de los descubrimientos más asombrosos de la psicología prenatal y perinatal es que tomamos decisiones de vida mientras estamos en el útero, durante el nacimiento y en el reconocimiento o unión con nuestra madre, con base en el espectro que leemos del entorno, que da forma a nuestra actitud y manera de vivir de ahí en adelante. Sea la percepción de una célula o la reacción al entorno (Lipton, 2005) o nuestra percepción intuitiva primaria de las intenciones subconscientes, pensamientos y sentimientos de nuestros padres, muchas de las cosas a las que nos adaptamos parecen constrictivas ante nuestras necesidades no satisfechas, entornos físicos malsanos o emotivamente tóxicos y acontecimientos traumáticos e intervenciones durante el nacimiento y el periodo previo a éste. Parece que resonamos con estados de existencia del entorno de nuestra madre y podemos imprimirlos en nuestros propios patrones. (Como ejemplo, lea la historia clínica en el Apéndice *El poder de las creencias*.)

El espectro de nuestra experiencia temprana y nuestra reacción adaptativa a ella, forman las estructuras, tipo laberinto, fundamentales de nuestro subconsciente, funcionamiento autónomo a que algunos se refieren como inconsciente adaptativo (Wilson, 2002). Cuando somos bebés, ya contamos con creencias complejas y patrones de "ser" que funcionan en el nivel implícito. La literatura de la psicología prenatal y perinatal, así como la experiencia clínica, demuestran que las vivencias tempranas echan a andar nuestros patrones en todas las áreas de nuestra existencia, sea en relación con nosotros mismos, nuestros padres, la autoridad, el trabajo, los estados de conciencia, la salud, la orientación espacio/tiempo, la sexualidad, el género, o la vida misma en cada nivel de nuestra existencia física, emocional, mental, de relaciones y espiritual.

Wilson define el inconsciente como "el proceso mental inaccesible a nuestra conciencia, pero que influye nuestro juicio, sentimientos o conducta" (2002, p. 23). En sus reportes indica que nuestros sentidos introducen más de 11 millones de partículas de información en cualquier momento, aunque sólo podemos procesar conscientemente 40. De acuerdo con Wilson, el inconsciente adaptativo filtra grandes cantidades de información para crear patrones, organiza, interpreta, evalúa y da prioridad a esa información; también es capaz de un complejo aprendizaje a partir de todo ese proceso en un nivel inconsciente. Una serie de operaciones complicadas no sólo dirige qué experiencia será atendida en un nivel consciente, sino qué significado e interpretación la acompañarán. Wilson sugiere que nuestro inconsciente adaptativo desarrolla "maneras crónicas de interpretar información a partir de nuestro entorno" y que la información "con alta carga energética" nos puede parecer más "accesible". (p. 37)

Dichos hallazgos refuerzan la sorprendente importancia de nuestras memorias implícitas y nuestros "programas" del inconsciente adaptativo. En el siglo XXI, el modelo integral de desarrollo temprano, del periodo prenatal y perinatal, es considerado el punto crítico cuando se imprime o estampa lo que dará forma elaborada a nuestra orientación de vida como ser humano, y establece el laberinto implícito inicial del inconsciente adaptativo.

El principio del modelo imperativo

El principio del modelo imperativo es de gran relevancia en la literatura del desarrollo temprano. El estadio de la madre (o quien atiende al bebé) es un modelo por seguir; uno en el cual el cerebro y el sistema del bebé se relacionan con un sistema dinámico que utiliza para construir el propio. El adulto retiene la integridad del funcionamiento del cerebro adulto, su sistema nervioso autónomo y los estadios con los que el bebé se organiza y se regula.

Puedo extender dicho principio para decir que la habilidad del adulto de ser congruente, coherente y vivir a partir de su ser integrado; su habilidad para retener la integridad de este nivel superior de complejidad y orden en su estado de ser, provee un nivel más elevado de complejidad, coherencia e integración en potencia para que el sistema del bebé resuene con y construya su propio ser integrado. Recomiendo al lector el libro de Joseph Chilton y Michael Mendizza, *Magical Parent, Magical Child: The Optimum Learning Relationship* [Padres mágicos, bebés mágicos: la óptima relación de aprendizaje], para una lectura sobre paternidad con un enfoque en los distintos estadios. La literatura acerca de la inteligencia del corazón también puede verificar este amplio punto de vista del modelo coherente que presenta el adulto para el bebé, en: www.heartmath.org.

Otro aspecto importante de este principio deviene de mi experiencia directa con bebés y niños pequeños, junto con algunos reportes de mis colegas. Existe una resonancia aun mayor en mí cuando sostengo la idea de que los bebés, desde antes de ser concebidos hasta convertirse en seres pluridimensionales, tienen la integridad de una perspectiva trascendente y humana, con procesos, habilidades y capacidades. Expando mi percepción y mi conciencia cuando me relaciono con su espectro expandido de percepción y existencia. Estoy utilizando, no sólo estoy elevando mi nivel de conciencia, sino que interactúo activamente con ellos en múltiples niveles: físico, energético y no local. De ese modo, tengo la experiencia de interactuar y ellos me muestran quiénes son. Pude constatar y sentir en mi interior el gran espectro de existir y percibir cuando vi la película del bebé con William, varios años antes.

El ser integrado: nuevos horizontes

Estamos empezando a averiguar lo que es posible cuando la relación con los bebés y los niños es cuidadosa y de entendimiento integral. Lo que habíamos considerado como "norma" en el desarrollo temprano ha estado basado en bebés que, con demasiada frecuencia, presentan patrones de trauma y estrés, no diagnosticados, motivado por sus experiencias prenatales y perinatales, así como algunas necesidades no cubiertas. Nuestra visión estrecha acerca de los bebés ha anulado la posibilidad de alentar la satisfacción de dichas necesidades. En realidad, no sabemos cuáles serían las normas si apoyáramos al ser integrado. La expresión "úsalo o piérdelo", que se ha vuelto popular en la investigación del desarrollo temprano del cerebro, parece ser aplicable aquí. ¿Qué potenciales se pierden o están latentes esperando ser despertados?

En los últimos cinco años, hemos sido testigos del aumento en el interés por la espiritualidad y el cultivo de una relación más profunda con el ser y la fuente; así como un impulso para reanimar las capacidades dormidas de conocimiento primario, percepción, percepción intuitiva y la sanación intencional, por dar algunos ejemplos, con miles de programas y métodos diseñados para desarrollar mayor dominio del espectro de experiencias y habilidades durante la vida adulta. ¿Podría ser que, si nos relacionamos con y cuidamos al ser integrado más plenamente desde el comienzo de la vida, retendremos una conexión más consciente y fluida entre nuestras perspectivas trascendental y humana? Yo creo que sí.

Según mi experiencia y la de mis colegas, podemos decir que cuando damos la bienvenida a la conciencia, entendemos y recibimos a los bebés como seres sensibles y humanos sensitivos; los principios de *Being with Babies* apoyan su integración y la empatía entre el ser trascendental y el ser humano; vemos mayor coherencia, regulación, vivacidad, conexión, presencia, mutualidad, alegría, ternura, autoestima positiva, énfasis en las habilidades, creatividad, conocimiento intuitivo y mejor salud. A partir de mi experiencia con bebés y niños, así como con sus padres, cuando nos relacionamos directamente con el ser integrado, pueden ocurrir cambios profundos. En los modelos de intervención en el desarrollo temprano, la mayoría de las intervenciones están orientadas hacia los padres con bebés de los que hemos hablado o hemos tratado. Cuando partimos del entendimiento de un ser integrado, tiene lugar uno de los cambios más simples, aunque más poderosos: incluimos directamente a los bebés. En ese cambio, emerge otro nivel de conciencia, de sanación e impresión de nuevos patrones. Cuando nos encontramos conscientemente con el ser integrado, compartimos una danza que incluye lo físico, se vuelve más una pieza física exquisita, emocional, mental y espiritual; una danza que no sólo está a tono con lo físico, sino también toca las notas armónicas de lo energético. Esa sinergia en sí ofrece grandes posibilidades y actualizaciones. (Este principio está subrayado en *Being with Babies II*.)

Beatriz Beebe (1998) escribió en *Infant Mental Health Journal* [revista de salud mental infantil] acerca del tipo de procedimiento de conocimiento implícito en la relación. Ella describe el momento especial del encuentro en resonancia entre ambos. Uno de los aspectos de dicha resonancia es el sentido de conocimiento implícito de relación que percibe: "Yo sé que tú sabes que yo sé..." (p. 338) Me doy cuenta de que eso sucede cuando me relaciono con los bebés de esa manera. Ellos saben que yo sé que ellos saben, ¡y la magia ocurre! Ahora, he llegado a creer que eso es lo que yo vi en los ojos del bebé hace 16 años en la presentación de William Emerson y que operó un cambio en mí. Emerson y el bebé habían entrado en el "Yo sé que tú sabes que yo sé" de la conciencia expandida de sus seres integrados. Lo que yo había visto era gratitud por haber sido visto en ese nivel de ser y en esa mutualidad única.

¿Por qué la sociedad comúnmente no lo entiende o no lo percibe? Esta pregunta me lleva al punto donde empecé: el poder de nuestras creencias. ¿Recuerda el lector al joven doctor que creía que su paciente tenía verrugas y que lo había curado? Su asistente le informó el resultado negativo de dicha curación y, en ese momento, perdió algo y sin importar cuántas veces intentó ayudar con el mismo procedimiento, ningún otro paciente se curó.

A lo largo de generaciones, no nos enseñaron a concebir o percibir nuestra naturaleza trascendental. Hemos llegado a estar fuera de fase, de resonancia con este conocimiento y, por consiguiente, la orientación empírica-científica de nuestra investigación del desarrollo temprano inhibió el retorno a este aspecto de nuestra realidad. Con una impresión prenatal y de nacimiento en una cultura que ha perdido contacto con este conocimiento, la mayoría de nosotros ha perdido la conexión más plena con nuestra naturaleza verdadera como seres pluridimensionales, a medida que nos fusionamos con el ADN y con padres que habían perdido su conexión. Y así la historia continúa.

Espero que estemos empezando a recordar y despertar lo que somos y podamos entonces dar la bienvenida a la conciencia de la manera en que mejor apoye a los bebés desde el comienzo de la vida.

En la presente publicación, inicialmente pensé que incluiría más de los hallazgos específicos y descripciones de modos de ser con y trabajando con infantes. Encontré que primero necesito presentar el trabajo de campo para poder interpretarlo. Mi plan es continuar esta exploración, explicando más aspectos del modelo integral con mayor detalle, así como atender un espectro de temas fundamentales en el desarrollo concernientes al ser integrado, como la ampliación de la teoría de las necesidades y la incorporación de los principios PPN y del ser integrado en la evaluación y las intervenciones con bebés.

Por ahora, permítame el lector decir que, cuando veo el proceso de llegar a la vida humana, me percato de que resulta un "plan" muy hermoso. La siguiente es una historia de cómo me imagino ese plan. Nuestra conciencia, nuestro ser trascendente, se origina en las dimensiones espirituales no locales, fuera de las dimensiones de tiempo/espacio en forma mucho más expandida. Nosotros elegimos venir a la forma humana para vivenciar el ser a través de la experiencia del ser integrado: el entrelazamiento de perspectivas a lo largo de la vida. Para ser humanos en el mundo físico, debemos aprender cómo funciona la realidad tridimensional, dónde permanecen los objetos y retener su forma (permanencia del objeto). Tenemos que aprender cómo operan las relaciones emocionales y mentales, no sólo de manera genérica, sino también específica, para poder vivir con nuestra familia, comunidad, momento histórico y cultura.

Se trata de un plan hermoso: somos hechos a partir de un hombre y una mujer. Recibimos una increíble cantidad de conocimiento e información en nuestro ADN. Nos adherimos y vivimos en el útero de nuestra madre, resonando, escuchando, aprendiendo y tomando decisiones para adaptarnos, para conectarnos. Para cuando nacemos, nuestras relaciones y puntos de vista ya están formados, preparándonos para la vida y poniendo en movimiento enfoques y retos. El nacimiento, ese viaje físico, esboza el plano de lo que significará ir de lo conocido a lo desconocido. Cuando nacemos, la primera experiencia es como persona separada, equipada con todo lo que necesitamos para "encontrar el camino a casa". Sabemos que aun cuando estemos separados de la fuente, podemos encontrar la manera de reconectarnos. Como bebés somos dependientes de nuestra madre y de nuestro padre, quienes son esenciales como ancla mientras nuestro ser madura. En verdad es un plan hermoso. Quiero compartir una de las descripciones de Somé de los rituales de bienvenida de su tribu:

> Los dagara creen que lo que nos sucede en el nacimiento y mientras estamos en el útero, realmente moldea el resto de nuestras vidas...
> Igual que la preparación para el embarazo, el recibimiento del recién nacido es crucial. De hecho, en la tribu dagara el primer llanto del bebé es crítico. No es visto como un simple llanto, sino como mensaje codificado entregado al arribar. En la aldea, los niños hasta los cinco años de edad son ubicados en el cuarto de al lado de la habitación de parto para contestar al primer llanto del bebé. Responden llorando de la manera como lloró el bebé, como una respuesta al llamado y dejando saber al recién nacido que arribó al lugar correcto.
> Los niños pequeños permanecen cerca de los recién nacidos y recuerdan su conexión con el mundo del espíritu. Por tanto, es sensato que ellos sean quienes den la bienvenida al recién nacido. El pueblo dagara cree que nuestras heridas por abandono comienzan en esta etapa temprana de la vida y, por tal motivo, la bienvenida al recién nacido por otros niños y la aldea en conjunto es esencial en el desarrollo del bebé.
> ...Si los primeros llantos del bebé no son atendidos, la psique lo interpreta como si no hubiera alguien para responder. Por tanto, un llanto no contestado crea una profunda herida en el alma que más tarde se traducirá en el nivel de la comunidad como ira o alguna forma de violencia. (pp. 58-59)

Uno de mis mentores es el doctor Peter Levine, quien originó *Somatic Experiencing*™ [experiencia somática], un modo de curación integral para trabajar con el trauma. En *Waking the Tiger* [Despertando al tigre] (1997), escribe sobre el vórtice curativo y el vórtice del trauma. Una imagen útil es el signo del infinito visto de lado, y en cada lazada uno de los vórtices. Si nos enredamos en alguno de ellos, el vórtice del trauma o el curativo, estamos fuera de equilibrio. El equilibrio se encuentra en el flujo coherente entre ambos y en la relación central, en la relación entre ambos vórtices. Me recuerda la descripción de la estudiante acerca de las experiencias traumáticas dentro del útero tóxico de su madre. Podría enredarse en el trauma de permanecer en su experiencia construida con impresiones traumáticas, o podría dejar ese enfoque y explorar las experiencias trascendentes. Parece ser una situación donde se puede elegir.

En un trauma perdemos el centro, la conexión con el ser humano *y* el ser trascendental. Perdemos el flujo coherente de energía *entre* los aspectos de nuestro ser integrado. Cuando perdemos el conocimiento de nuestra naturaleza trascendental, perdemos la conexión con nuestra perspectiva como testigos y nuestra habilidad de relacionarnos *con*, así como estar en, la experiencia humana. En la curación del trauma sostenemos la perspectiva como testigos, para y con la persona, si elige sumergirse en la experiencia del trauma. Al estar con los bebés, sosteniendo su ser integrado, sostenemos y compartimos su ser trascendental como observador. Éste es un aspecto fundamental en la curación y la impresión en maneras más integradas de vivir.

Los niños que han tenido una relación así en las intervenciones orientadas en PPN parecen tener una capacidad mayor para contener conscientemente más de la conexión fluida entre sus perspectivas humana y trascendental de lo que vemos en general. Además, parecen retener un acceso más consciente de la perspectiva del observador como una manera de existir a lo largo de las etapas de desarrollo. Las implicaciones son tan significantes que planeamos hacer una explicación más extensa de este aspecto en futuras publicaciones.

Recientemente vi un anuncio de un taller con Peter Levine. El título de su plática era "From Trauma to Awakening and Flow: Clinical Implications of Trauma and Spirituality" [Del trauma al despertar y el fluir: implicaciones clínicas del trauma y la espiritualidad]. La descripción encaja de manera tan hermosa que la incluyo aquí:

> El tratamiento del trauma está lleno de pozos y "rincones apretados". La relación intrínseca entre el trauma y la espiritualidad es un recurso vital, aunque por lo general es ignorada. Esta asociación íntima sugiere formas terapéuticas que apoyan la transformación auténtica de la experiencia traumática. Una vez contactada, la "llama del ser profundo" puede volver a encenderse. De esta manera, las energías encerradas en el trauma pueden ser liberadas, nuestra integración intrínseca despierta, ofreciendo recursos para una curación profunda, incluso para los traumas más intensos. Este proceso transformador (de un trauma hacia el despertar) ofrece la posibilidad tangible de un ser más completo, que antes del suceso devastador.

Hacia el final del siglo XX, la investigación de la psicología clínica prenatal y perinatal trajo una renovación enorme a la exploración de nuestro entendimiento de la experiencia humana desde la óptica integral que honra nuestra naturaleza pluridimensional y hace eco con las sabidurías antiguas sostenidas por varias culturas indígenas. Por desgracia, en Occidente hemos sido testigos de las repercusiones, desde desafortunadas hasta trágicas, de la pérdida de ese conocimiento.

En el comienzo del siglo XXI tenemos la oportunidad de atender y apoyar al ser integrado y poner en movimiento un plano holográfico de mayor integración y empatía con el ser desde que inicia la vida. Consideremos si esa fuera la norma, si nuestra alineación y habilidad para percibir, comunicarnos y tener dominio más consciente en los tres niveles: físico, energético y cuántico, se volviera parte de nuestra forma natural de ser. Entonces, ¿qué sería posible? Esta exploración nos lleva a nuevas fronteras, más allá de lo conocido por culturas indígenas. Ciertamente, podemos recoger riquezas de dichas culturas, pero necesitamos encontrar nuestras propias sendas en el terreno de la información del siglo XXI.

En mi opinión, uno de los primeros pasos es limpiar el camino de las creencias fuera de moda y premisas que obstaculizan la manera de cultivar una visión más amplia de quienes somos. Alimentar lo que es posible, apoyando la integridad y la integración del ser integrado desde el comienzo de la vida, abre la posibilidad de ayudar a que cada nuevo ser cree un plano holográfico fundamental que apoye su fuerza vital más plena. Espero que me acompañen en la lectura de este libro. El territorio está listo para ser explorado.

Comenzamos con la siguiente declaración de Emily: "Ellos creen que no soy una persona. Yo *sé* que sí lo soy". Cuando estoy con bebés, deseo que ellos sepan que yo sé que ellos saben que son seres, sensibles y conscientes.

En conclusión, creo que nunca somos demasiado jóvenes o viejos para necesitar el nutrimento de ser vistos, escuchados, tocados, valorados e incluidos. Cuando honramos la integración del espíritu de nuestro bebé, mientras su cuerpo es concebido y nutrido en el útero para luego nacer; cuando lo tratamos con amor y respeto y es incluido como ser completo y sensible, aprendiendo intensamente acerca de la vida y comunicándose con nosotros desde el principio; y cuando apreciamos su concepción, su vida en el útero y su nacimiento como un viaje sagrado único, podemos compensar cuando algo no va bien, cuando "la vida ocurre". Cuando nutrimos la plenitud, nuestra integridad, el bienestar, la verdad y la belleza del espíritu y el ser humano del bebé, también nosotros sanamos.

El poder de las creencias:
lo que los bebés nos enseñan

McCarty, W.A. (2002), "The power of beliefs: what babies are tea-ching us" *Journal of Prenatal & Perinatal Psychology & Health*, 16(4), 341-360.

Incluí este artículo como Apéndice porque ayuda a profundizar la comprensión del desarrollo prenatal y perinatal y cómo los bebés generan creencias y patrones que reflejan sus experiencias más tempranas. Incluye cuatro casos de intervenciones terapéuticas con bebés. Este artículo fue precursor de la investigación realizada para el modelo integrado de este libro y por lo tanto, su inicio repite parte del material presentado en el libro.

Está basado en una ponencia escrita para el décimo congreso internacional de APPPAH celebrado en diciembre de 2001, en San Francisco. La doctora McCarty desea agradecer a las familias cuyas historias están incluidas en esta presentación por su participación y permiso para compartir sus relatos.

Introducción

Desde el momento en que empecé a trabajar con niños pequeños y bebés dentro del marco de referencia de la psicología prenatal y perinatal durante la década de los años ochenta, he quedado fascinada con el modo en que los patrones de las creencias centrales da forma activamente a la vida de los bebés, en términos de su estructura física, su fisiología y su relación con sí mismos, con otros y, también, con el mundo.

El propósito de esta obra es explorar el desarrollo de las creencias durante el periodo prenatal y perinatal y cómo los bebés describen estas creencias; también expongo la importancia que tiene el practicante, así como los padres. Incluyo cuatro casos de trabajos terapéuticos con bebés para ilustrar cómo funciona el poder de las creencias en las vidas de esos bebés; para subrayar los principios básicos que sirven de proceso curativo y el cambio que ocurre de las creencias potencialmente constrictivas a unas más placenteras. Mediante los casos vemos cómo es posible aprender de los bebés. Es mi intención que este libro sirva tanto como una exploración teórica y clínica, además de señalar nuevas áreas del pensamiento, investigación y dirección clínica. Es preciso un paradigma que ilustre el desarrollo infantil y la comunicación con los bebés basada en la premisa de que la conciencia es el principio organizador de la experiencia humana. Por el contrario, la intención no es que éste sea un examen profundo del trabajo clínico realizado con bebés.

Lo que creemos

Nuestras creencias son el fundamento de la organización de nuestra realidad. Nuestras creencias organizan y determinan lo que hacemos realidad. No sólo dan forma a la percepción que tenemos de nosotros mismos y del mundo, sino que su influencia continúa en cascada al dar forma y dirigir el punto donde fijamos nuestra atención, nuestras motivaciones, actitudes, pensamientos, sentimientos, elecciones, decisiones y acciones (Talbot, 1991; Benson, 1996). Las creencias influyen directamente en nuestra salud mental y física (Rossi, 1993); son la materia prima a partir de la cual la realidad es creada, dando forma a nuestras expectativas sobre el futuro; dirigen nuestra atención al tesoro humano más preciado: nuestra imaginación. Sabemos que bastante de nuestra experiencia es filtrada antes siquiera de que estemos conscientes de ella. Nuestras creencias determinan aquello de lo que seremos conscientes o que percibiremos.

No sólo sabemos que nuestras creencias filtran nuestras percepciones de la realidad (Ornstein y Sobel, 1987), también pueden, incluso, sobrepasar la realidad física (Rossi, 1993; Talbot, 1991). El doctor Herbert Benson (1996) en su libro *Timeless Healing:The Po-*

wer and Biology of Belief [Curación eterna: el poder y la biología de las creencias] presenta un estudio de investigación en que mujeres que persistentemente presentaban náusea y vómito durante el embarazo tomaron un medicamento (miel de ipecacuana o bejuquillo) que provoca vómito (Wolf, 1950). A dichas mujeres se les informó que el medicamento curaría su problema. ¿Cuál fue el resultado? Tomando en cuenta el poder de la fisiología, las mujeres debieron continuar vomitando, pero en realidad dejaron de vomitar. Sus creencias sobrepasaron la acción fisiológica del medicamento. Benson sugiere que numerosos resultados exitosos de las nuevas intervenciones médicas y farmacéuticas revelan más acerca de la influencia que tiene una creencia que la utilidad de un agente específico. Señala tres factores que contribuyen: la fe y la expectativa del paciente; la fe y la expectativa de un cuidador; y la fe y las expectativas generadas tanto por el cuidador y el paciente, que comparten las mismas creencias y expectativas.

También sabemos que el cerebro no puede diferenciar entre lo que vivenciamos como real en el mundo exterior y la imaginación en el mundo interior. Estamos familiarizados con dicho concepto en hipnosis, ensoñación lúcida, meditación y otros estados alterados en que la mente crea la realidad más allá de la realidad externa física (Talbot, 1991).

Nuevas investigaciones acerca de los bebés han añadido información: sabemos que desde el inicio de la actividad del cerebro y a lo largo de la infancia, los alcances de las ondas delta y theta en un electroencefalograma son predominantes (Bell y Fox, 1994; Laibow, 1999). Tales estados son asociados con los procesos regenerativo y restaurativo, la creatividad profunda, el hiperaprendizaje y la capacidad de ser hipnotizado (Laibow, 1999; Robbins, 2000). Esos patrones de alto voltaje, ondas cerebrales lentas, también están asociados con la meditación, una conciencia exaltada, percepciones y habilidades psíquicas, así como estados trascendentales de conciencia (Talbot, 1991; Wade, 1996; Wilbur, 2000).

El doctor Bruce Lipton, un biólogo celular, sugiere que las creencias *son* el factor determinante de la actividad celular, sea que esté orientada al crecimiento o a la protección. El científico propone que los prenatos y los bebés aprenden en el nivel de las percepciones. Dichas percepciones aprendidas de manera temprana tienen un profundo efecto en la fisiología y conducta del bebé, se convierten en senderos sinápticos rígidamente integrados, como percepciones centrales que se transforman en *creencias subconscientes* a través de las que toda la experiencia futura será filtrada y organizada (Lipton, 1998, 2001).

Cuando consideramos la influencia de creencias y expectativas compartidas entre un médico adulto y un paciente, el hecho de que el cerebro no pueda diferenciar entre el mundo de la imaginación y el físico en estos estados alterados, y nos demos cuenta de que los bebés viven en dichos estados alterados de profunda sugestibilidad y de aprendizaje, debemos reconsiderar la magnitud del potencial de la influencia de las creencias y expectativas de los padres y cuidadores sobre los prenatos y bebés en crecimiento. También debemos profundizar en nuestra apreciación de la importancia de nuestras creencias y expectativas como padres y cuidadores, ya que son las creencias de quien percibe que no sólo determinan mayormente lo que es percibido, concebido y vivenciado al interactuar con bebés, sino que los bebés aprenden y se asocian con tales creencias cuando interactúan con los adultos. De ahí que resulte evidente el enorme poder que tienen nuestras creencias.

Mi paradigma y mis creencias evolutivas

Mis percepciones en esta área han evolucionado a lo largo de los años. Durante mi capacitación como enfermera obstetra y en el crecimiento del infante en la década de los años setenta, aprendí a considerar a los prenatos y bebés a través del modelo newtoniano, que se enfoca en nuestro desarrollo y experiencia física. Examinamos la habilidad del cerebro y el crecimiento del cuerpo de los bebés, y construimos nuestras intervenciones con el entendimiento que surgió de dichos exámenes. Las conductas que parecían estar fuera del paradigma newtoniano, en general, fueron descartadas por ser fortuitas o se perdían en la caracterización de: "los bebés siempre hacen eso; no tiene significado alguno". Aunque la teoría del desarrollo infantil y las investigaciones han avanzado bastante, y la llegada de los estudios sobre las imágenes cerebrales han expandido enormemente nuestro conocimiento acerca de lo intrincado de los factores que componen el desarrollo; el paradigma newtoniano con base biológica aún predomina en la teoría del desarrollo infantil hoy día.

En 1989, por primera vez tuve acceso a la psicología prenatal y perinatal durante una conferencia en Newport Beach, California. La presentación que hizo William Emerson (1989a) incluía videos de su trabajo terapéutico con bebés. Me conmovió la presencia de los bebés y su percepción; me asombró el trabajo pionero sobre la resolución del trauma (Emerson, 1989b), durante la *infancia*, y comencé a capacitarme bajo su dirección.

Cuando tuve contacto con el ámbito de la psicoterapia prenatal y perinatal con niños pequeños y después con bebés, mis creencias anteriores y mi educación resultaron inadecuadas para explicarme lo que diariamente aprendía de los bebés. ¿Debía dejar ir a un niño de cuatro años que actuó con precisión una escena de cuando tenía cinco meses de gestación dentro del útero de su madre, sólo porque la explicación no cabría dentro de los modelos tradicionales? O, ¿a un pequeño de 13 meses de edad que fue adoptado y que eligió jugar con una muñeca (elegida de entre cientos) porque se parecía a la fotografía de su madre biológica, a quien vio por última vez cuando tenía dos semanas de nacido? O, ¿a una pequeñita de sólo tres meses de edad que seguía los movimientos y la progresión de su propio nacimiento, mientras los padres me relataban cómo su madre había dado a luz? No podía rechazar lo que todos ellos me mostraban; la integridad y pureza de expresión me cautivó profundamente.

Con cada sesión estrechaba mis creencias acerca de quiénes somos y todo lo que es posible. Los bebés expresaban su experiencia temprana y sus expectativas del futuro, si tan sólo pudiera sustentar el significado de lo que me mostraban. Estas experiencias me condujeron a buscar un paradigma para sustentar dichas experiencias. Encontré un lugar en una sinergia de la física cuántica, la teoría holográfica, los estudios sobre la conciencia, la psicología transpersonal y, finalmente, mi propia espiritualidad y experiencia conforme despertaba a mis propias vivencias prenatales y durante mi nacimiento.

Ahora creo que para entender con mayor precisión la experiencia y el desarrollo de los prenatos y los bebés debemos reconocer y admitir una verdad más elevada: tenemos conciencia antes y más allá de nuestro cuerpo y cerebro físicos. Con el paradigma de la física cuántica, el estado consciente es visto como algo primario y, por tanto, forma una sociedad con nuestra creciente biología y existencia humana (Bohm, 1980). Las experiencias tempranas dentro del útero y durante la infancia parecen ser inseparables, una vivencia entremezclada entre el reino no físico del cual venimos y la vida física en la que nos estamos iniciando (Carman y Carman, 1999; Luminaria-Rosen, 2000; Wade, 1996, 1998; Wambach, 1981). Al separar la conciencia de la experiencia humana, en nuestra búsqueda científica por entender esta experiencia y su desarrollo, encontramos un "defecto en el enfoque científico newtoniano".

Mi cosmología actual ha evolucionado para considerar el primer viaje en conciencia como el principio organizador de nuestra experiencia humana y nuestro recorrido. Creo que la conciencia al llegar a esta vida tiene una forma única y un propósito específico para nuestra existencia. Éstos pueden incluir lidiar con ciertas creencias limitantes y destructivas que traemos para sanar y resolverlas. Ciertamente, nos impulsan a crecer, aprender, disfrutar, crear, amar, recordar y vivir con más plenitud como conciencias divinas que somos.

Pienso que existe un propósito y un significado determinado en la elección de nuestros padres, el momento de nuestro nacimiento y en nuestras experiencias prenatales y perinatales, ya que todo contribuye de manera especial a centrar creencias y percepciones que comienzan a dar forma a nuestra exploración. Desde el momento de la concepción (incluso antes), estamos aprendiendo acerca de la vida física mediante las experiencias en el útero, resonando, combinándose con la vida de nuestros padres y sus creencias conscientes e inconscientes. Cuando observamos los estados de la conciencia y los patrones de ondas cerebrales en los prenatos y los bebés durante los primeros 18 meses, parece como si estuvieran "armados" como una conciencia que surge para fundirse con las experiencias de nuestros padres y otras personas importantes. Entramos en un periodo de intenso aprendizaje acerca de ser humanos, de nuestra imagen y del mundo; conformamos nuestras percepciones y creencias personales.

Sería un plan hermoso orientar nuestra vida en el mundo físico, mezclando la conciencia con el universo biológico y la conciencia de nuestra madre y de nuestro padre. Establecemos los *aparatos filtrantes* que determinarán lo que atendemos y percibimos conscientemente. A partir de las experiencias infinitas posibles en la vida humana, comenzamos a diseñar el modelo central en que enfocaremos nuestra existencia.

Por desgracia, pronto olvidamos que somos primordialmente conciencias. Hemos perdido contacto con una vida plena de alma y espíritu, y con la idea de que la concepción es la primera y más sagrada iniciación en la vida. Vemos con tristeza que hemos limitado nuestra visión de quiénes son los bebés, basándonos sólo en la biología. Al hacerlo, estamos abandonando de antemano la idea de su identidad más real, como conciencias capaces de un entendimiento complejo y presencia, como fue descrito por Chamberlain (1988, 1998, 1990) y Wade (1996, 1998). Nuestra orientación y estilo de aceptación con frecuencia han sido motivo de separación, soledad, toxicidad, violencia y miedo, atenuando la vivacidad que conocimos fuera del cuerpo físico (Emerson, 1996).

Dichas impresiones tempranas y las consecuentes creencias de la vida humana pueden convertirse en nuestras mayores restricciones: guardianes de una prisión personal interna, o nuestros grandes libertadores. Cuando iniciamos con la creencia de que somos básicamente conciencia, y que nuestro ser físico no puede ser separado de, o existir sin, una conexión con nuestra conciencia, un mundo de percepciones completamente nuevo acerca de lo que los bebés nos están enseñando se abre ante nuestros ojos. Conforme comenzamos a percibir las creencias subyacentes que los bebés nos retratan, podremos empezar a trabajar directamente con dichas creencias, elaborando nuevas posibilidades de libertad, crecimiento y salud.

La manera en que los bebés representan sus creencias

Los casos que presento en este libro demuestran el poder de las creencias que han sido impresas o estampadas. También podemos aprender de los bebés al observar los momentos que presentan nuevas posibilidades: cuando cambian de creencias constrictivas hacia unas que les permiten mayor libertad y crecimiento. Dichos casos fueron seleccionados de los archivos de BEBA, una clínica no lucrativa de investigación que fundé con el doctor Ray Castellino en 1994, con el objetivo de proporcionar terapias prenatal y perinatales a bebés y sus familias, y para documentar el trabajo con fines educativos y de investigación.

En el trabajo terapéutico realizado con bebés, éstos nos muestran cómo las creencias son más que pensamientos. Las creencias penetran, influyen y son parte del mismo centro del ser en todos niveles: son maneras de *existir* en el mundo, revelan estados del ser, incrustados y expresados mediante la estructura del cuerpo, la postura, los procesos fisiológicos y el movimiento tanto en el nivel micro como en el macro. También aparecen en estados de conciencia, la atención enfocada, los estados emocionales y las acciones intencionadas. Hay un sentido de ser (o esencia) en la experiencia, que ya forma parte del tejido del ser desde el que viven.

Resulta asombroso que los bebés y los prenatos nos demuestran que comprenden una comunicación compleja y responden de manera significativa (Chamberlain, 1998). Continuamente me enseñan a ampliar el marco de lo posible para incluir un conocimiento de que es posible tal nivel de comunicación con bebés. Ahora puedo reconocer que es factible porque nos estamos comunicando en un nivel de conciencia.

¿Cómo se comunican los bebés? Lo hacen mediante el contacto visual, la expresión facial, el cambio en el foco de atención y sus estadios conscientes, el movimiento corporal y las gesticulaciones, los cambios fisiológicos, el ritmo en la respiración y de los latidos del corazón, las vocalizaciones, el llanto y el habla; por medio de cambios primarios en la estructura y los ritmos, así como a través de vías energéticas y telepáticas, como muchos adultos lo hacemos.

Principios del reentrenamiento de patrones

En los casos presentados, varios principios de reentrenamiento de patrones son mostrados. Pese a que este escrito no pretende ser una exposición detallada de las posibles intervenciones terapéuticas con bebés, sí aparecen ciertos principios importantes y que resultan terapéuticos en cualquier intervención al trabajar con bebés.

Cuando una experiencia previa incluye estrés, trauma o un sobresalto, el bebé ha vivenciado, en algún grado, desorientación, trastorno e incapacidad para lidiar con la situación (Castellino, 2000; Emerson, 1999; Levine, 1997). Las circunstancias y las secuencias que ocurrieron muy rápido o con gran intensidad fueron resumidas. Cada uno de los principios de reentrenamiento de patrones está diseñado para ayudar a los bebés a volver a crear un patrón de sus experiencias tempranas, apoyándolos a orientar e integrar su experiencia presente.

El primer principio es encontrar el ritmo adecuado para el bebé. En general, eso quiere decir determinar el ritmo que sentimos que requiere para que se mantenga orientado y atento, así como conectado a los ritmos internos más lentos enfocados al crecimiento. Ésta es una parte integral al establecer un ambiente terapéutico en que el sistema nervioso autónomo del bebé podrá responder, asentándose e integrándose luego de que la activación ha ocurrido (Castellino, 2000; Sills, 2001).

El segundo principio es considerar que el bebé es el enfoque primario y el participante activo en nuestras interacciones (si desea serlo). Seguimos la señal del bebé y respondemos a ella. Con frecuencia, los prenatos y los bebés "reaccionan" ante los demás y a su entorno, permaneciendo al margen de las pláticas en que se hace alusión a ellos. Por el contrario, deseamos apoyar su participación, su guía y su comunicación.

El tercer principio es poner atención a la comunicación del bebé (verbal, gestual, somática y energética) e intentar reconocer, aceptar y reflejar para ellos la experiencia evidente, las percepciones o creencias que parecen estar expresando.

El cuarto principio es asistir al bebé para que se oriente con aspectos de su experiencia, haciéndole notar y diferenciar entre entonces y ahora, o entre lo que es su experiencia y la de sus padres. Podemos aclarar y exponer en voz alta la creencia que está representando, pues lo que crea puede ser verdad en un momento, aunque esté basado en una experiencia pasada más que en las circunstancias actuales.

El quinto principio tiene que ver con nuestras intenciones y actitudes. Intentamos crear conciencia y apoyar o proporcionar al bebé la oportunidad de que sane. Esto es diferente de *tratar* al bebé o imponerle alguna prueba o procedimiento.

El sexto es conservar la visión de que los bebés son conciencia primordial, que se comunican con nosotros en varios niveles, y que debemos respetar su sabiduría interna.

El séptimo (y quizá el fundamental) es que les aportamos nuestra compasión y cuidado. Creo sinceramente que el amor *es* el principio más curativo.

Los principios mencionados son increíblemente poderosos y son recomendados como guía terapéutica al interactuar con prenatos y bebés en la vida diaria (McCarty, 1996, 1997).

Casos

Ana

Ana nació a las 42 semanas de gestación, después de 20 horas de trabajo de parto, inducción con *pitocin* [versión artificial de la oxitocina] y cuatro horas y media de pujos. Finalmente, su alumbramiento fue el resultado de un nacimiento por ventosa. Cuando nació, se encontró que había aspirado *meconio* y fue llevada al NICU (*neonatal in-*

tensive care unit) [unidad de terapia intensiva para neonatos] para evaluación e intervención. Después de dos horas, la madre pudo estar con ella en terapia intensiva. Ahí pasó cinco días. Se estabilizó, pero necesitó oxígeno como apoyo, le dieron antibióticos y la mantuvieron sedada. Con el propósito de conservar la claridad, estoy filtrando la historia de Ana para subrayar un enfoque particular. En las sesiones mencionamos la complejidad de la historia prenatal y perinatal del bebé.

Conocimos a Ana cuando tenía tres meses y medio de nacida. Al principio se veía asustada cuando sus padres entraron con ella al cuarto de terapia. Ray pasó varios minutos acercándose poco a poco a ella mientras nosotros hablábamos con sus padres. Cuando se acercó lo suficiente, extendió suavemente la mano hacia la de ella, después de haber pedido permiso a los padres. Ana mostró varias reacciones defensivas y señales de desorientación. Pese a que sostuvo contacto visual, abrió los ojos con una expresión de terror evidente: su cuerpo tembló, se recargó hacia atrás, estiró las piernas hacia delante, emitió vocalizaciones que parecían resonar con las demás conductas que mostraban incomodidad y cautela. Su sistema se activó con un "reflejo de lucha y huida". Hicimos una pausa y yo dije: "Ah, ahora retrocedemos." Ella me miró a los ojos y su sistema se aquietó. Ray se movió y ella dejó de verme (otra estrategia de afrontamiento). Dije: "Ah, viendo a otro lado." Ana se calmó. Fuimos sensibles a sus señales y reconocimos sus respuestas. Estábamos tratando de que nuestra atención y nuestros movimientos fueran tranquilos. Al hacerlo, su sistema se restableció y pudo estar más presente.

En otro momento de la sesión, cuando era evidente que se mostraba abrumada, su estrategia parecía ser la disociación. Centró su atención en un diseño de la falda de su madre. Mantuvo ahí su atención. Con cuidado toqué la falda de su madre y dije: "Ah, ya veo, estás viendo la falda de mamá". Me miró a los ojos. Entonces añadí: "Me estás viendo ahora". Su mirada se volvió a situar en la falda. La danza era hacer contacto gentil con ella, sin expectativas y permitiendo que se sintiera *segura* con sus estrategias de defensa.

Las conductas y respuestas de Ana en la primera sesión nos dieron la pauta acerca de las creencias y expectativas que estaban ya incrustadas en sus percepciones a partir de sus experiencias previas de múltiples intervenciones al nacer y en la unidad de terapia intensiva. Sus conductas eran significativas, expresaban temor y preocupación. Durante el proceso de remodelar sus patrones, aminoramos el paso, reconocimos sus respuestas y respetamos sus límites; reconocimos y apoyamos sus estrategias de defensa, sus decisiones y sus límites. Durante la sesión continuamos con este tipo de relación. Sin duda, esto era totalmente diferente a sus experiencias tempranas con la intervención médica. Durante la sesión siguiente, el cambio fue notorio. Hizo más contacto visual con nosotros, pudo estar más tiempo tranquila y tuvo menos reacciones temerosas.

Makala

Makala es muy platicadora, una de sus cualidades únicas. Aun a los tres meses y medio, cuando empezamos a trabajar con ella, era bastante expresiva verbalmente.

Uno de los patrones que habían notado sus padres era que Makala se atoraba, como en un sofá, o en el suelo en medio del cuarto actuaba como si estuviera atorada y no pudiera moverse. Entonces se desesperaba y se agitaba enojada. Cuando escuchamos la historia de su nacimiento, el significado de su patrón comenzó a surgir. Ella y su mamá habían tenido 36 horas activas durante la primera etapa de trabajo de parto. Durante ese tiempo, Makala estaría sintiendo la presión de las contracciones; pero hiciera lo que hiciera, no había donde ir porque el cuello del útero no se había abierto por completo.

En la primera sesión, parecía haber recreado la experiencia mientras Ray la sostenía. Ella estaba apartada en la esquina del sofá sin tener adónde ir. La secuencia descrita abajo comienza en este punto de la sesión. La mamá estaba hincada cerca de ella sosteniendo su mano y estando presente, observándola y escuchándola. Yo apoyaba sus pies y el papá también estaba cerca. En la secuencia descrita abajo, nótese la mutualidad de nuestra comunicación y lo significativo de las respuestas de Makala. Utilizamos varios principios para remodelar los patrones. Estuvimos reconociendo, respondiendo, presentes, escuchándola, reflejándola verbal y somáticamente. Ella tenía un contacto maravilloso con nosotros. Por fin su "versión de la experiencia" sería escuchada. Es probable que esto fuera muy diferente de la experiencia original en el nacimiento.

Makala se había expuesto unos minutos en su esquina. Poco a poco se volvió más activa, con más movimientos de brazos y vocalizaciones. En un punto Ray dijo: "En realidad, estamos reestimulando el tiempo que estuviste atorada". Yo agregué: "Y esta vez ella expresa cómo es y papá y mamá escuchan". Ray añadió: "Y puedes ver a mamá".

La mamá la estaba viendo directamente y asintiendo con la cabeza. Makala continuó vocalizando con mayor énfasis y en cierto momento pareció estar diciendo: "No puedo salir de aquí".

Ray respondió diciendo: "Es mucho tiempo atorada ahí". Makala vocalizó aún más. Parecía estar esforzándose por decir las palabras para que nosotros entendiéramos. Ray dijo: "Ya entendí. Lo voy a decir en voz alta: 'Fue un lugar muy incómodo y apretado'".

Makala respondió mediante el contacto visual con Ray y balbuceó: "Sí." Entonces Ray dijo: "Sí, incómodo y apretado", mientras reflejaba la relación previa con la pelvis, tocando con sus manos la cabeza y un lado de la cara de Makala. Ray continuó: "Sí, sí, así es como se siente".

Makala dijo: "Sssí", y Ray volvió a responder: "Sí, incómodo y apretado" y de nuevo Makala trataba de hablar; escuchamos balbuceos que parecían decir: "Sí, no puedo salir de aquí".

De inmediato contesté: "Y no sabías cómo salirte de ahí". Entonces Makala respondió con un movimiento dramático, empujando su cabeza contra el punto estrecho. Comenzó a mover las piernas y la pelvis, pero no pudo avanzar.

Dije: "Y en verdad estabas tratando de salirte de ahí". Ray añadió: "En verdad estabas atorada ahí". Makala volteó a verlo directamente y emitió sonidos como si estuviera empujando.

La interacción continuó. Este breve relato representa el nivel de comunicación, así como la belleza y la integridad de la comunicación mutua. Makala nos contaba su historia y nosotros la escuchábamos, reflejando con empatía y remodelando patrones mientras avanzábamos juntos. (Esta secuencia de comunicación puede escucharse con claridad en la grabación de audio de la presentación en la que está basado este trabajo. Vea McCarty, 2001).

Durante la semana, continuó expresando ese patrón, y en la siguiente sesión, la mamá reportó que en casa repetía esta conducta de estar "atorada sin tener adónde ir" con agitación y frustración. Durante la segunda sesión, Makala continuó con el patrón. Ahora, aunque no había un útero, no había presión, nada que la detuviera, continuaba recreando su posición, una y otra vez, moviendo sus piernas, sintiendo frustración y enojo, sin avanzar.

En cierto punto durante una sesión, la mamá estaba sentada en el piso con las piernas separadas. Makala estaba en el piso sobre su espalda con los pies recargados sobre los muslos de su mamá y de nuevo estaba actuando frustrada y enojada. En ese momento dije: "Sabes, podrías llevar esos sentimientos de enojo hacia tus pies". De pronto, empujó los pies contra su mamá y se empujó hacia delante. Los tres nos sorprendimos. La mamá abrió la boca en asombro y la recogió para abrazarla. Éste fue el inicio de nuevas posibilidades. Nació una nueva creencia.

Lo que siguió fue la interpretación de: "¡Puedo hacerlo!" Comenzó a moverse alrededor del cuarto y parecía divertirse mientras descubría que después de todo *podía* moverse. Lo que sabemos es que en el trauma podemos inmovilizarnos sintiéndonos desamparados. Makala había cambiado, encontrando la alegría, vivenciando su cuerpo, encontrando su energía, su fuego. Ella tiene mucho fuego y ahora podía usarlo asumiendo su poder.

Lisa

Lisa nos enseña otro aspecto de los orígenes de las creencias. Habíamos estado trabajando con Lisa y sus padres por algún tiempo y habíamos notado que cuando empezó a pararse, tenía una manera peculiar de sostenerse, con las piernas muy separadas y las caderas muy inestables. Era algo muy distintivo. Suponíamos que tenía algún significado o propósito; pero no encontrábamos ninguna explicación física. ¿De dónde provenía ese patrón? Hicimos la siguiente pregunta a la mamá: "¿Qué le sucedió a *usted* cuando tenía diez meses de edad?"

La mamá relató que había tenido el cuerpo enyesado y con un marco de *Stryker*. [Marco que lleva el nombre de quien lo creó; sostiene al paciente y permite darle vuelta en varios planos sin el movimiento individual de partes, permitiendo que el personal médico dé vuelta a un paciente fácilmente.] Sus caderas no se habían desarrollado por completo cuando nació y usó un yeso en el cuerpo durante su primer año de vida. Tenía una barra para separarle las piernas. En ocasiones, la levantaban o movían sin quitarle dicha estructura.

Vimos una relación entre la experiencia de la madre cuando quiso pararse por primera vez y la de su hija. Éste es un ejemplo de una creencia que se originó en la experiencia de la madre durante el periodo de desarrollo, que coincidía con el de su bebé. Cuando hay material no resuelto, con carga emocional en la psique y el soma de la madre, el bebé puede actuar dichas creencias y patrones. El bebé resuena con la creencia y puede incorporarla en su experiencia. Lisa parecía estar incorporando parte de los patrones de su mamá, aun cuando ella no estaba enyesada.

La mamá de Lisa no había trabajado conscientemente sus sentimientos o sus necesidades durante los meses que pasó enyesada. En una sesión posterior con nosotros, la mamá llevó fotos de cuando era pequeña y traía el yeso. Un momento conmovedor fue cuando la mamá estaba describiendo la barra y la posición en que la tenía el yeso, Lisa estaba acostada de espaldas representando la posición exacta. Sugerimos a Lisa que así había tenido que estar su mamá porque era necesario para sus caderas, haciendo una diferencia entre la experiencia de la madre y la de ella.

En una sesión posterior, la mamá decidió entrar para trabajar con su propia infancia y como apoyo a su ser infantil, siendo una persona receptiva. Básicamente, yo estuve sentada con ella, apoyándola energéticamente a medida que viajaba hacia dentro en un viaje curativo. El papá estaba sosteniendo a Lisa y Ray apoyaba y guiaba energéticamente a la mamá.

Fue una danza sincronizada entre madre e hija. Mientras la mamá se involucraba, Lisa también. Después de unos momentos, la energía en el cuarto cambió, a medida que la mamá emergió y reportó que sentía una energía recorrer su cuerpo, en especial su pelvis y piernas. Declaró que había sentido un cambio significativo en la energía, un cambio curativo, que había escuchado y percibido mientras era guiada. Cuando la mamá salió de su experiencia interna, Lisa emergió de la de ella. Mientras la mamá describía su experiencia, Lisa se levantó y se movió hacia su mamá, permaneció cerca de ella y aplaudió sonriendo. Nos unimos a la niña y luego notamos que Lisa estaba parada con las piernas separadas según el ancho de sus caderas. El viejo patrón había sido liberado y el nuevo había comenzado.

Cuando reconocemos, consideramos, diferenciamos y apoyamos a uno de los padres, y sanamos el material no resuelto, el bebé es liberado para poder resonar con creencias que realcen su vida.

Sony

Sony era un niño pequeño con quien empezamos a trabajar cuando tenía seis semanas de nacido. En ese punto, no había podido ser amamantado con éxito. La única manera en que podía beber la leche de su madre era por medio de una jeringa, de la que ella dejaba caer gotas cerca de su mano. Sony parecía muy fatigado y no estaba subiendo el peso suficiente.

Su historia reveló que durante los primeros 75 segundos de vida tuvo múltiples intervenciones. Cuando salió su cabeza, el médico vio que Sony tenía el cordón umbilical alrededor del cuello. Su cuerpo salió rápidamente, aunque tenía una cantidad considerable de *meconium*. De inmediato, de manera eficaz, el doctor succionó al bebé con una pera de goma. Luego rápidamente cortó el cordón umbilical y lo pasó al personal pediátrico. Lo llevaron a la cama pediátrica y expandieron sus vías de respiración alzando su cabeza hacia atrás para visualizar y succionar el *meconium* a mayor profundidad. Sus calificaciones Apgar fueron buenas, pero fue llevado a terapia intensiva por procedimientos de rutina. Su papá permaneció con él. Se reunió con su mamá una hora más tarde. *Nunca pudo ser amamantado exitosamente.*

Aquellos primeros minutos y horas después del nacimiento son vitales y preciosos para formar una unión, acoplarse, establecer la relación y poder ser alimentado exitosamente por la madre (Klaus, Kennell, Klaus, 1995; Richard & Alade, 1990). Al dar terapia a los bebés, me he dado cuenta y aprecio con mayor profundidad el poder de esos primeros momentos en términos de la impresión de creencias y de patrones de vida.

Durante la primera sesión BEBA, cuando llevaron a Sony al pecho, sus movimientos mostraban un patrón definido. Cuando empezó a poner la boca alrededor del pezón, hizo la cabeza hacia atrás cuatro veces en un patrón vigoroso. Luego se agitó, se alteró hasta el punto en que la madre tuvo que dejar de intentar alimentarlo.

Durante la segunda sesión BEBA, exploramos la historia del nacimiento de Sony, lo que he llegado a llamar "revisión natal". Una parte importante de la terapia con bebés es cuando los padres comienzan a relatar la historia del nacimiento. Ponemos mucho cuidado para incluir al bebé y hacer la revisión con lentitud, poniendo atención en su respuesta. Hacemos una pausa cuando el bebé responde o se activa, para reconocer, reflexionar, sentir empatía, permitirle que descargue energéticamente cualquier conmoción, ayudar a que desarrolle su potencial y proporcionar un espacio para que su sistema se estabilice (Castellino, 2000; Emerson, 1999; Sills, 2001). Cuando tenemos cuidado en construir un ambiente de apoyo, la revisión del nacimiento puede ser un proceso terapéutico poderoso.

Sony estuvo muy presente; tranquilo, con los ojos cerrados y acostado sobre su estómago encima del regazo de papá. Mamá estaba en el sofá muy cerca de ellos. Ray ocupaba una posición cerca de los pies de Sony, con la mano sobre su espalda para hacer contacto y monitorearlo energéticamente. Yo estaba sentada cerca también, al tanto de su estado energético. Cuando pedimos a los padres que hablaran acerca del nacimiento, los alentamos a compartirlo lentamente y de manera delicada para que el estado receptivo y tranquilo de

Sony fuera similar. El proceso tomó casi una hora mientras observábamos las respuestas de Sony ante la historia que era relatada. En ciertos momentos respondió con suspiros, hubo un aumento en su respiración, perturbación de su sistema energético, movimientos de la boca y sonidos, y en algunos momentos esbozó una sonrisa. Cuando los padres hablaron de cuando el cordón fue cortado rápidamente, su sistema liberó alguna conmoción y se reanimó con un sobresalto, levantando la cabeza.

A medida que fuimos progresando, tomamos conciencia de sus posibles creencias y confusiones. En este caso, los momentos clave que ilustran sus creencias y nuestro trabajo acerca de éstas con el bebé son extrapolados a partir de la revisión del nacimiento. Ésta fue una sesión central para entender la autovinculación, las perturbaciones impresas en el proceso, las implicaciones vitales de amamantar al bebé y los problemas que podrían ocasionar en relaciones futuras. Para mayor profundidad sobre este caso, lea a Castellino (1997), que incluye una trascripción completa.

Papá y mamá estaban describiendo cuando el bebé era succionado con la pera de goma primero y luego de nuevo con mayor profundidad para remover el *meconium* de sus vías respiratorias. El papá dijo: "Los médicos hablaban entre sí… 'Está debajo…' se referían al *meconium*". Sony comenzó a respirar con mayor rapidez mientras su papá hablaba.

Momentos después Ray dijo lentamente: "Bien. Esto es muy importante, Sony. La razón por la que te hicieron eso fue porque creían que tú tragaste o respiraste algo de *meconium,* querían asegurarse de que no estaba en tus vías respiratorias y lo hicieron de manera pronta y efectiva". Sony hizo sonidos con la garganta y su respiración se apresuró. Ray dijo: "Eso es, sé que así se sintió… fue difícil". La mamá añadió: "Y no consideraron tus sentimientos ni te trataron como a una persona". Yo agregué: "Lo siento". Sony traga con fuerza. Ray entonces dijo: "Así es, ahora puedes tragar".

Momentos después dije: "Puedes decirle a Sony que ahora estás con papá y mamá. Ahora estás incluido y vamos muy despacio… ésas fueron las sensaciones alrededor de tu boca y garganta en esos momentos. Fueron sensaciones difíciles". Sonny hizo movimientos con la boca y tragó.

Ray respondió: *"Ahora puedes succionar.* Las sensaciones alrededor de tu boca pueden comenzar a ser diferentes a medida que sanes. Pueden estar incluidos buenos sentimientos, de seguridad, de conexión. Puedes sentirte bien con la leche de mamá; *tu* leche, entrando a tu boca y bajando por tu garganta."

Yo dije: "La leche de mamá es verdaderamente nutritiva y buena. Es seguro tragar la leche de mamá. El *meconium* no era seguro. Por eso necesitaban sacarlo de tu boca. Creo que hay una confusión acerca de eso. *La leche de mamá es sana, alimenticia y buena para ser tragada. Está bien.* Nadie tiene que sacarla. Ahora es diferente. Un líquido distinto en tu boca..."

Minutos después, Sony abrió poco a poco los ojos y comenzó a hurgar en el pecho del papá. Su mamá lo tomó en brazos y lentamente lo llevó a su pecho. De nuevo, íbamos muy despacio y con delicadeza. Cuando empezó a poner su boca alrededor del pezón, su cabeza se retiró de nuevo, pero no con la fuerza de la primera sesión. Comenzó a agitarse. Buscaba a su mamá con la mano y al mismo tiempo se retiraba del pecho. Su llanto fue una expresión de angustia.

Yo respondí, diciendo: "Sony, estás aquí con mamá y no en el hospital. Mamá te está alimentando con su pecho. Puede traerte algunos recuerdos. Sé que estás recordando. Hay muchos sentimientos encontrados al acercarte a su pecho. Pero ahora es distinto. Y cuando estés listo, lo puedes averiguar. Cuando estés listo, puedes ver que el pecho de mamá es diferente a lo que pasaste entonces. Sé que te da miedo. Pero sé que no sabrás que está bien hasta que no lo pruebes".

Finalmente, la mamá lo llevó de nuevo a su pecho. Con la mano buscaba a la mamá mientras su angustia aumentaba. Después de algunos minutos de reflexionar y hacer empatía, realicé una intervención más abierta. Con la misma intensidad mostrada por el bebé, dije: "Voy a hacer una afirmación por él: Quiero ser alimentado, pero me trae varios sentimientos. Es difícil. Es muy difícil. Me da miedo. Sony, esto te recuerda un lugar que te causa miedo... y no sabes. Te asusta tratar de nuevo para ver si en realidad es distinto". De inmediato Sony se tranquilizó, elevando su cabeza dijo: "Sí", y luego recostó la cabeza sobre el pecho de su madre.

La semana siguiente los padres reportaron que dos días después de la sesión Sony se amamantó durante 15 minutos por primera vez. Al día siguiente había estado inconsolable y el día después de ése tuvo el mejor día hasta entonces; estuvo contento, sonriente, más feliz. A partir de entonces se amamantó exitosamente.

En alguna fecha después, vimos el nacimiento de Sony en una cinta de video. Fue impresionante. Mientras veíamos la secuencia de las intervenciones, fue claro el momento cuando había comenzado el movimiento brusco de la cabeza de Sony. El movimiento era similar al ritmo, la energía e intensidad con la que el doctor lo había succionado con la pera de goma. Dicha interacción había sido la primera sensación y encuentro con el mundo exterior, las primeras sensaciones asociadas con su boca y garganta. Fue claro que cuando empezaba a poner el pecho en la boca, dichas creencias, esas percepciones y respuestas modeladas serían activadas. Reunimos esa información con los mensajes y creencias que el bebé estaba recibiendo acerca del significado de los fluidos que entraban a su boca: *"No son seguros y no deben ser tragados".* Todas esas intervenciones ocurrieron al momento de nacer. Se volvieron parte del tejido y el significado del viaje de llegada al mundo y al pecho.

Si vemos su nacimiento a través de los ojos del paradigma tradicional newtoniano, nos enfocaríamos en las intervenciones médicas como protocolo para evitar infecciones. Sin embargo, claramente, Sony nos muestra una consecuencia más amplia de la intervención temprana que necesita ser atendida. Aunque las primeras semanas de Sony fueron difíciles, empezó a surgir una historia diferente. Mediante los principios de remodelación de patrones y el entendimiento del poder de nuestras creencias: que la conducta de Sony estaba basada en creencias significativas sobre el mundo y que podíamos comunicarnos en niveles de complejidad más allá de lo que sugieren los modelos tradicionales. Sony fue capaz de cambiar a una vida más sustanciosa y feliz, basada en creencias que realzan la vida.

Estas historias representan muchas otras no relatadas. Ahora que tenemos los conceptos y las percepciones para entender el *lenguaje de las creencias*, podremos escuchar las historias que los bebés nos cuentan y responder de manera curativa.

Conclusiones

El presente estudio ha estado enfocado en iluminar el poder de las creencias y lo que los bebés nos están enseñando. Nuestras más tempranas experiencias establecen el patrón de lo que creeremos como realidad. Los bebés nos muestran sus creencias todo el tiempo porque viven en el mundo de sus creencias. Éstas vienen de toda una constelación de influencias, empezando desde su propia conciencia y lo que trae consigo, hasta entrelazarse con las creencias incrustadas en el material genético de generaciones anteriores en la concepción. Las creencias también provienen de sus padres (los guardianes de sus experiencias más tempranas), de ámbitos conscientes e inconscientes, su presente y su pasado, así como de factores del medio ambiente, otras personas y energías que los rodean. Durante la concepción, el embarazo y el nacimiento, dichas influencias forman una rica constelación, una sinergia de impacto, a medida que penetran en las experiencias que trazan nuestro patrón de creencias para la vida en el mundo físico.

Pese a que estos patrones de creencias pueden aferrarse a nosotros toda una vida, cuando son traídos a la conciencia y trabajados directamente, son bastante cambiables. Este estudio presenta una manera de trabajar con las creencias de los bebés. El nuevo campo energético que la psicología está abriendo presenta nuevas formas de acceder directamente para reestructurar creencias constrictivas en creencias que realzan la vida. Al trabajar con creencias, tenemos acceso al fundamento de la organización de nuestra realidad. Somos capaces de trabajar de modo directo para volver a calibrar y organizar en el nivel primario que nos está afectando en múltiples niveles: físico, energético, emocional, mental y espiritual.

Podemos ayudar a los bebés a rediseñar los patrones de creencias constrictivas, de miedo, violencia y separación, en creencias de conexión y crecimiento; creencias que los ayudará a tener la experiencia del gozo por vivir en un mundo amistoso y sano.

En su libro, *Reinventing Medicine: Beyond Mind-Body to a New Era of Healing* [Reinventando la medicina: más allá del cuerpo-mente a una nueva era de la curación], el doctor Larry Dossey está en busca de la evolución en la medicina (1999). Define tres eras: la Era I está centrada en la medicina física y basada en el paradigma newtoniano y, por tanto, es una perspectiva mecánica del ser humano. La cirugía, los procedimientos y las drogas son los medios para intervenir. La Era II incluye al cuerpo-mente y observa la influencia de la conciencia en la salud y el bienestar de la persona. Dossey está a favor de un cambio en la medicina en lo que él ha descrito como la Era III, que está fundamentada en la premisa de que somos principalmente conciencia en forma humana y busca incluir un espectro más amplio de la experiencia humana y de las intervenciones terapéuticas. Dossey ha realizado extensos reportes sobre el uso de intervenciones que incorporan destrezas transpersonales, como la intuición, la sanación a distancia, la intención del practicante y la conexión espiritual (1982, 1989, 1993, 1999, 2001).

Creo que es vital para quienes estamos en las artes curativas, trabajando con prenatos y bebés, ampliar nuestras perspectivas acerca de ellos y las formas de poder ayudarlos, con base en la premisa de que somos, principalmente, conciencia. Varias personas en este campo han portado la antorcha durante años y los reconozco, además de estarles agradecida. Jenny Wade (1996) encabezó la teoría del desarrollo con su innovador modelo transpersonal, que incorpora la investigación y las perspectivas de la psicología prenatal y perinatal.

Hago un llamado a todos los que conforman los campos complementarios que se ocupan del desarrollo infantil y las intervenciones para que incorporen la conciencia en sus consideraciones e investigaciones. El siguiente paso que tengo en mente es aprender el lenguaje de los bebés en cuanto a sus creencias, para relacionarnos con ellos con mayor profundidad y tener más acceso, no sólo a quiénes son ellos, sino también a quiénes somos nosotros.

Durante el periodo prenatal y la primera infancia, los bebés se abren maravillosamente para aprender y conectarse en un nivel profundo. Muchos de nosotros pasamos gran parte de la vida buscando volver a tener contacto con dicho potencial, mediante el amor, la belleza, la soledad, la meditación y la oración para reconectarnos con lo divino. Sin embargo, con frecuencia, debido a nuestra herida inicial, el camino hacia el alma es grabado con tristeza, tragedia y soledad. ¿Qué camino deseamos para los bebés?

En los meses en el útero y la primera infancia, los bebés tienen el potencial para desarrollar caminos de crecimiento y conexión amorosa. Esas experiencias tempranas entretejen las perspectivas profundas de la conciencia en su transición a la vida física, experiencias que se entrelazan con los ámbitos físicos y no físicos. Cuanto más podamos retener esta rica perspectiva, más puede convertirse esta concordancia con el ser en el patrón de creencias para la vida. Cuando lo consideramos, el viaje sagrado de la conciencia puede tener, de nuevo, prioridad y podemos crear más vías de exploración en una vida humana plena de conexiones profundas con la Divinidad, el ser, los otros, la humanidad y con la Tierra misma.

Como en la canción de los Beatles: "y el mundo sería un mejor lugar para ti y para mí. Espera y verás".

Referencias

Benson, H., *Timeless healing: The power and biology of belief*, Simon & Schuster, Nueva York, 1996.

Bell, M.A. y Fox, N.A., "Brain development over the first year of life: Relations between electroencephalographic frequency and coherence and cognitive and affective behaviors", en *Human behavior and the developing brain*, G. Dawson & K.W. Fischer (eds.), New Guilford Press, 1994, 93-133.

Bohm, D., *Wholeness and the implicate order*, Routledge and Kegan Paul, Londres, 1980.

Carman, E.M. y Carman, N.J., *Cosmic cradle: Souls waiting in the wings for birth*, Sunstar Publishing Ltd., Fairfield, Iowa, 1999.

Castellino, R., Takikawa, D. y Wood, S., *The caregivers' role in birth and newborn self- attachment needs*, BEBA, Santa Bárbara, California, 1997. (Disponible por medio de Castellino, seminarios de capacitación, teléfono: 805 687-2897).

Castellino, R., "The stress matrix: Implications for prenatal and birth therapy", *Journal of Prenatal and Perinatal Psychology and Health*, *15*(4), 2000, 31-62.

————, Ponencia presentada en el décimo Congreso Internacional de la Asociación de Psicología Prenatal y Perinatal y de Salud, diciembre de 2001, San Francisco, California.

Chamberlain, D., "The mind of the newborn: Increasing evidence of competence", en P.G. Fedor-Freybergh y M.L.Vogel (eds.), *Prenatal and perinatal psychology and medicine: Encounter with the unborn, a comprehensive survey of research and practice*, Parthenon, Park Ridge, Nueva Jersey, 1988.

————, "The expanding boundaries of memory", *Pre- and Perinatal Psychology Journal*, *4*(3), 1990, 171-189.

————, *La mente del bebé recién nacido: una nueva dimensión de la conciencia humana a través de la experiencia del nacimiento*, (3a. ed.), edición de autor, España, 2003.

————, "Prenatal receptivity and intelligence", *Journal of Prenatal and Perinatal Psychology and Health*, *12*(3-4), 1998, 95-117.

Dossey, L., *Space, time and medicine*, Shambala Publications, Boston, 1982.

————, *Recovering the soul: A scientific and spiritual search*, Bantam, Nueva York, 1989.

————, *Healing words: The power of prayer and the practice of medicine*, HarperSanFrancisco, San Francisco, 1993.

————, *Reinventing medicine: Beyond mind-body to a new era of healing*, HarperSanFrancisco, Nueva York, 1999.

————, *El poder curativo de la mente: la salud más allá del cuerpo*, Alamah, España, 2004.

Emerson, W., *The power of prenatal and perinatal experience in maximizing human potential throughout life*. Ponencia presentada en la Conferencia sobre Psicología Prenatal y Perinatal en Newport Beach, California (enero, 1989a).

————, "Psychotherapy with infants and children", *Pre- and Perinatal Psychology Journal,* 3(3), 1989b, 190-217.

————, "The vunerable prenate", *Pre- and Perinatal Psychology Journal,* 10(3), 1996, 125-142.

————, *Shock, a universal malady: Prenatal and perinatal origins of suffering* (cinta de audio), 1999. (Disponible en: www.Emersonbirthrx.com).

Klaus, M.H., Kennell, J .H. y Klaus, P.H., *Bonding: Building the foundations of secure attachment and independence,* Addison-Wesley Publishing Company, Nueva York, 1995.

Laibow, R., "Medical applications of neurofeedback", en J.R. Evans y A. Abarbanel (eds.), *Introduction to quantitative* EEG *and neurofeedback,* Academic Press, San Diego, California, 1999.

Lipton, B., "Nature, nurture, and the power of love", *Journal of Prenatal and Perinatal Psychology and Health,* 13(1), 1998, 3-10.

————, *Nature, nurture and human development.* Ponencia presentada en el décimo Congreso Internacional de la Asociación de Psicología Prenatal y Perinatal y Salud, diciembre de 2001.

Luminare-Rosen, C., *Parenting begins before conception: A guide to preparing body, mind, and spirit for you and your future child,* Healing Arts Press, Vermont, CT, 2000.

McCarty, W., *Being with babies: What babies are teaching us, an introduction, 1,* Wondrous Beginnings, Goleta, California, 1996. (Disponible a través de www.wondrousbeginnings.com).

————, *Being with babies: What babies are teaching us: Supporting babies' innate wisdom, 2,* Wondrous Beginnings, Goleta, California, 1997. (Disponible a través de www.wondrousbeginnings.com).

————, (cinta de audio) "The power of beliefs: What babies are teaching us", ponencia presentada en el décimo Congreso Internacional de la Asociación de Psicología Prenatal y Perinatal, diciembre de 2001, San Francisco, California, 2001. (Disponible a través de www.conferencerecording.com.)

Ornstein, R. y Sobel, D., *The healing brain: Breakthrough discoveries about how the brain keeps us healthy,* Simon & Schuster, Nueva York, 1987.

Righard, L. y Alade, M., "Effect of delivery room routines on success of first breast-feed", *Lancet,* 1990, 336, 1105-1107.

Robbins, J., *A symphony in the brain,* Atlantic Monthly Press, Nueva York, 2000.

Rossi, E.L., *The psychobiology of mind-body healing: New concepts of therapeutic hypnosis*, W. W. Norton, Nueva York, 1993.

Sills, F., *Craniosacral biodynamics. Volume one: The breath of life, biodynamics, and fundamental skills*, North Atlantic Books, Berkeley, California, 2001.

Talbot, M., *The holographic universe*, Harper Perennial, Nueva York, 1992.

Wade, J., *Changes of mind: A holonomic theory of the evolution of consciousness*, State University of New York Press, Albany, Nueva York, 1996.

————, "Physically transcendent Awareness: A comparison of the phenomenology of consciousness before birth and after death", *Journal of Near-Death Studies*, *16*(4), 1998, 249-275.

Wambach, H., *Life before life*, Bantam Books, Nueva York, 1979.

Wilbur, K., *Integral psychology: Consciousness, spirit, psychology and therapy*, Shambala, Boston, 2000.

Wolf, S., "Effects of suggestion and conditioning on the action of chemical agents in human subjects: The pharmacology of placebos", *Journal of Clinical Investigation*, *29*, 1950, 100-109.

Términos y definiciones

Conferencia Samueli sobre definiciones y estándares en investigaciones en el campo de la curación: Definiciones y términos para el trabajo, Dossey, L. (2003), *Alternative Therapies in Health and Medicine*, *9*(3) suplemento, 10-12.
Impreso con la autorización de InnoVision Communications.

Atención: El foco de la percepción consciente en un objeto, experiencia, sensación o proceso.

Campo: Fuerza que puede causar una acción a distancia.

Conciencia: La capacidad de reaccionar, poner atención y percatarse de sí mismo y del otro. La conciencia abarca todas las categorías de la experiencia, incluidos la percepción, la cognición, el instinto, la intuición, la voluntad y las emociones, en todos los niveles; incluidos los denominados comúnmente "conciencia", "subconciencia", "supraconciencia" o "inconsciente", "intención" y "atención", sin la suposición de mecanismos psicológicos o fisiológicos específicos. La conciencia no existe aislada, tampoco su medio ambiente; pueden ser representados sólo en la interacción y el intercambio de información. Conciencia filosófica: Filosóficamente, la conciencia es un estado o cualidad de ser con capacidad sensible y subjetividad. Se contrasta con "no consciente", un estado totalmente carente de sensibilidad o subjetividad. Conciencia filosófica se refiere al contexto de la conciencia; trata del modelo de ser que hace posible cualquier, y todos los, contenidos de la conciencia. Conciencia psicológica: Psicológicamente, la conciencia es un estado de percepción caracterizado por estar despierto o alerta, y se contrasta con el "inconsciente" o estar dormido, o con contenidos psíquicos por debajo del umbral de la percepción consciente-despierta. Conciencia psicológica es acerca de los contenidos de la conciencia y acerca del modo de tener acceso (consciente o inconsciente) a dichos contenidos.

Espiritualidad: Sentimientos, pensamientos, experiencias y conductas que surgen de una búsqueda de aquello que generalmente se considera sagrado o santo. Usualmente, aunque no universalmente, se considera a la espiritualidad como incluyente de un sentido de conexión con una fuerza espiritual absoluta, inminente o trascendente, como ésta sea nombrada, así como la convicción de que significado, valor, dirección y propósito son aspectos válidos del universo.

Intención: Determinación consciente de hacer algo específico o actuar de manera específica; el estado mental de estar comprometido con, planear o tratar de llevar a cabo una acción.

No local: Generalmente, estado de ser no confinado o restringido a un lugar en particular. En la física moderna, una propiedad fundamental del universo, es que entidades en contacto demuestran conductas correlativas, instantáneamente y con el mismo grado, sin importar la extensión de la separación espacial. Los eventos no locales son libres de mediación (por alguna forma conocida de señales físicas), no mitigados (grado de correlación no disminuye con el aumento de separación espacial), e inmediatos.

Transpersonal: Más allá del ego, la mente y el cuerpo del invidividuo.

Psicología transpersonal: Sistema de entendimiento personal que está basado en las experiencias de personas que trascienden temporalmente su identificación usual con su ser biológico limitado, histórico, cultural y personal, y en los niveles más profundos posibles, reconocer/convertirse en algo con inteligencia y compasión vasta que abarca/es el universo entero. Desde dicha perspectiva, el ser ordinario, biológico, histórico, cultural y personal es visto como una manifestación o expresión importante, aunque parcial (y a menudo distorsionado patológicamente) de ese algo más grande que es nuestro origen y destino.

Sensible: Reactivo, sensible o consciente de impresiones sensoriales; que toma conciencia; finamente sensitivo en la percepción de los sentimientos (Merriam Webster Online. Capturado el 14 de agosto de 2004 de http://www.m-w.com/).

El corazón que resuena

"The Resonant Heart" [El corazón que resuena] por Rollin McCra
ty, Raymond Trevor Bradley y Dana Tomasino, publicado en *Shift:
At the Frontiers of Consciousness*, número 5 [Cambio: en las fronteras
de la conciencia], (diciembre, 2004-febrero, 2005), se vuelve a im-
primir mediante el permiso de los autores (www.heartmath.org) y el
Instituto de Ciencias Noéticas (www.noetic.org). Copyright 2005,
todos los derechos reservados.

Campos del corazón

Interacciones del corazón en el cuerpo

Varias personas creen que la percepción consciente se origina sola-
mente en el cerebro. Investigaciones científicas recientes sugieren
que, en realidad, la conciencia emerge del cerebro y el cuerpo, actuando en conjunto. Un cuerpo completo de evidencias sugiere que
el corazón desempeña un papel particularmente significativo en este
proceso.

Mucho más que una simple bomba, como se creía antes, ahora
los científicos reconocen que el corazón también es un sistema bastante complejo, con su propio "cerebro" funcional. La investigación
en la nueva disciplina de la neurocardiología muestra que el corazón
es un órgano sensorial y un centro intrincado para recibir y procesar
información. El sistema nervioso dentro del corazón (o "cerebro del
corazón") le permite aprender, recordar y tomar decisiones funcionales, independientes de la corteza cerebral. Más aún, numerosos experimentos han demostrado que las señales enviadas continuamente

del corazón al cerebro influyen en la función de centros importantes del cerebro involucrados con la percepción, la cognición y el procesamiento de emociones.

Además de la extensa red de comunicación neuronal que vincula al cerebro con el cuerpo, el corazón también comunica información al cerebro y a todo el cuerpo mediante las interacciones del campo electromagnético. El corazón genera el campo electromagnético rítmico más poderoso y más extenso. Comparado con el campo electromagnético producido por el cerebro, el componente eléctrico del campo del corazón es, aproximadamente, 60 veces de mayor amplitud y satura cada célula en el organismo. El componente magnético es casi 5000 veces más intenso que el campo magnético del cerebro, y puede ser detectado a varios pies de distancia del cuerpo, mediante magnetómetros sensibles.

El corazón genera una serie continua de impulsos electromagnéticos en los que el tiempo de intervalo entre cada latido varía de manera dinámica y compleja. El campo rítmico siempre presente del corazón tiene una influencia poderosa en todos los procesos del cuerpo. Hemos demostrado, por ejemplo, que el ritmo del cerebro se sincroniza de manera natural con la actividad rítmica del corazón, y también que durante sentimientos sostenidos de amor y aprecio, la presión sanguínea y el ritmo de la respiración, entre otros sistemas oscilatorios, se encarrilan con el ritmo del corazón.

Nuestra propuesta es que el campo del corazón actúa como portador de ondas de información, proveyendo una señal global de sincronización para todo el cuerpo. Sugerimos específicamente que, a medida que las ondas pulsantes de energía irradian desde el corazón, éstas interactúan con órganos y otras estructuras. Las ondas codifican o registran las características y la actividad dinámica de dichas estructuras en patrones de ondas energéticas distribuidas por todo el cuerpo. De esta manera, la información codificada actúa para informar (literalmente dar forma) acerca de la actividad de todas las funciones corporales: coordinar y sincronizar procesos en todo el cuerpo. Esta perspectiva requiere un concepto energético de información, en que los patrones de organización están envueltos en ondas de energía de actividad sistémica, distribuida por todo el sistema en conjunto. La investigación básica en el Instituto HeartMath muestra que la información perteneciente al estado emocional de una persona es comunicada a todo el cuerpo a través del campo electromagnético del corazón. Los patrones rítmicos de los latidos del corazón cambian de manera significativa cuando vivenciamos distintas emociones. Las emociones negativas, como la ira o frustración, están asociadas con un patrón errático, incoherente y desordenado. En contraste, las emociones positivas, como el amor o el aprecio, están asociadas con un patrón ordenado, tranquilo y coherente en la actividad rítmica del corazón. A su vez, estos cambios en los patrones de los latidos del corazón crean cambios correspondientes a la estructura del campo electromagnético irradiado por él, que pueden ser medidos por una técnica llamada análisis del espectro.

De manera específica, hemos demostrado que las emociones positivas sostenidas crean una modalidad distinta en el funcionamiento, que llamamos *coherencia psicofisiológica*. Durante esta modalidad, los ritmos cardiacos exhiben un patrón de onda sinusoide y, en consecuencia, el campo electromagnético del corazón se vuelve más organizado.

En el nivel fisiológico, esta modalidad se caracteriza por un aumento en la eficacia y la armonía de la actividad y las interacciones de los sistemas del cuerpo.[1]

Psicológicamente, esta modalidad está vinculada con una reducción notoria en el diálogo mental interno, percepciones reducidas de estrés, aumento del equilibrio emocional, así como claridad mental realzada, discernimiento intuitivo y desempeño cognitivo.

---

[1] Los correlativos de la coherencia fisiológica incluyen: un aumento de la sincronización entre las dos ramas del sistema nervioso autónomo; un cambio del equilibrio autónomo a un aumento en la actividad del sistema parasimpático; un aumento en la sincronización corazón-cerebro; un aumento en la resonancia vascular; y una incorporación de diversos sistemas oscilatorios fisiológicos.

En suma, nuestra investigación sugiere que la coherencia psicofisiológica es importante para realzar la conciencia, tanto para la percepción sensorial del cuerpo de información requerida para ejecutar y coordinar la función fisiológica, como para optimizar la estabilidad emocional, la función mental y la acción intencional. Además, como veremos ahora, hay evidencia experimental de que la coherencia psicobiológica puede aumentar nuestra percepción de, y sensibilidad a, otros que nos rodean. El Instituto HeartMath ha creado tecnologías prácticas y herramientas que todas las personas pueden utilizar para aumentar la coherencia.

Interacciones en el campo del corazón entre individuos

La mayoría de las personas consideran la comunicación social únicamente en términos de señales abiertas, expresadas mediante el lenguaje, cualidades en la voz, gesticulaciones, expresiones faciales y movimientos corporales. Sin embargo, ahora hay evidencia de que un sistema de comunicación, sutil pero influyente, electromagnética o "energética" opera justo debajo de nuestra percepción consciente. Probablemente las interacciones energéticas contribuyen a las atracciones o repulsiones "magnéticas" que ocurren entre individuos, y también afectan tanto el intercambio social como las relaciones. Además, parece que el campo del corazón desempeña un papel importante para comunicar información fisiológica, psicológica y social entre individuos.

Con los experimentos conducidos en el Instituto HeartMath se han encontrado evidencias sorprendentes de que el campo electromagnético del corazón puede transmitir información entre las personas. Hemos podido medir un intercambio de energía del corazón entre individuos a casi cinco pies de distancia. También hemos encontrado que las ondas cerebrales de una persona pueden sincronizarse con el corazón de otra. Además, cuando un individuo está generando un ritmo cardiaco coherente, es muy probable que ocurra una sincronización entre las ondas cerebrales de una persona y el ritmo cardiaco de otra. Estos hallazgos tienen implicaciones que provocan curiosidad; sugieren que los individuos en un estado psicofisiológico coherente se vuelven más conscientes de la información codificada en los campos del corazón de quienes los rodean.

El resultado de dichos experimentos nos ha llevado a inferir que el sistema nervioso actúa como "antena" sintonizada en el campo electromagnético producido por el corazón de otro individuo. Creemos que esta capacidad de intercambio de información energética es una habilidad innata que eleva la conciencia y transmite a otros aspectos importantes de empatía verdadera y sensibilidad. Hemos observado que esta habilidad en la comunicación energética puede ser realizada intencionalmente, produciendo un nivel más profundo de comunicación no verbal, entendimiento y conexión entre las personas. Hay evidencia sorprendente de que las interacciones del campo del corazón pueden ocurrir entre personas y animales.

En resumen, la comunicación energética vía el campo del corazón facilita el desarrollo de la expansión de la conciencia en relación con nuestro mundo social.

El campo del corazón y la intuición

Existen nuevos datos que sugieren que el campo del corazón está involucrado directamente con la percepción intuitiva, a través de su vinculación con un campo de información energética fuera de los límites del tiempo y el espacio. Utilizando un diseño experimental riguroso, encontramos evidencias contundentes de que ambos, tanto el corazón como el cerebro, reciben y responden a la información acerca de un suceso futuro, antes de que en realidad ocurra. Más sorprendente aun fue nuestro hallazgo de que el corazón parece recibir esta información "intuitiva" antes que el cerebro. Esto sugiere que el campo del corazón puede estar conectado con un campo energético más sutil que contiene información sobre objetos y sucesos remotos en espacio o anticipados en el tiempo. Llamado "dominio del espectro" por Kart Pribram y otros, este orden fundamental de energía en potencia envuelve el espacio y el tiempo; creen que es la base de nuestra conciencia del "todo" (vea www.heartmath.org para obtener detalles adicionales).

Campos sociales

Así como el corazón genera energía en el cuerpo, nuestra propuesta es que la colectividad social es el activador y regulador de la energía en los sistemas sociales.

Un cuerpo de trabajo innovador muestra cómo el campo de la interacción socioemocional entre la madre y el bebé es esencial para el desarrollo del cerebro, el surgimiento de la conciencia y la formación de un concepto sano de sí mismo. Dichas interacciones están organizadas en las dos dimensiones de la relación: estimulación de las emociones del bebé y regulación de energía emocional compartida. Juntos forman un campo socioemocional mediante el cual se intercambian enormes cantidades de información psicobiológica y psicosocial. Una organización coherente de la relación madre-hijo que conforman este campo es crítica. Esto ocurre cuando las interacciones están cargadas, en especial con emociones positivas (amor, dicha, felicidad, entusiasmo, aprecio, etcétera) y modeladas como intercambios altamente sincronizados entre ambos individuos. Estos patrones están impresos en el cerebro del niño y, por tanto, influencian la función psicosocial a lo largo de la vida. (Vea Allan Schore, *Affect Regulation and the Origin of the Self* [La regulación del afecto y el origen del ser].)

Asimismo, en un estudio longitudinal de 46 grupos sociales, uno de nosotros (RTB) documentó cómo la información acerca de la organización global de un grupo (la conciencia colectiva del grupo) parece ser transmitida a todos los miembros por medio de un campo energético de conexión socioemocional. Hallamos que todos los datos acerca de las relaciones entre cada par de miembros proporciona una imagen precisa de la estructura social del grupo completo. La organización coherente de la estructura social del grupo está asociada con una red de emociones cargadas positivamente (amor, entusiasmo y optimismo) que conectan a todos los miembros. Esta red de emociones positivas parece constituir un campo de conexión energética en el que está codificada y distribuida en todo el grupo la información de su estructura social. Fue extraordinario que de la información tan sólo de las relaciones entre los pares de individuos se obtuvo una imagen precisa de la estructura social del grupo en general. Creemos que la única manera de que esto sea posible es si la información acerca de la organización de todo el grupo es distribuida a todos sus miembros vía un campo energético. Dicha correspondencia en la información entre las partes y el todo es consistente con el principio de la organización holográfica.[2]

Síntesis e implicaciones

Algunas características organizativas del campo del corazón, identificadas en numerosos estudios en HeartMath, pueden ser compartidas en nuestro campo social hipotético. Cada uno es un campo de energía en que las ondas codifican las características de objetos y sucesos, a medida que la energía se mueve por todo el sistema. Esto crea un orden no local de información energética en el cual cada ubicación en el campo contiene una imagen envuelta de la organización de todo el sistema en ese momento. La organización y el procesamiento de la información en estos campos de energía pueden entenderse mejor en términos de principios holográficos cuánticos.[3]

Otro punto común es el papel de las emociones positivas, como el amor y el aprecio, que generan coherencia, tanto en el campo del corazón, como en los campos sociales. Cuando el movimiento de energía es regulado intencionalmente para formar un orden coherente y armonioso, la integridad y el flujo de la información se optimiza. Esto, a su vez, produce un funcionamiento estable y efectivo en

---

[2] La organización holográfica está basada en un concepto de campo ordenado, en el cual la información acerca de la organización de un objeto como un todo es codificada como patrón de interferencia en forma de ondas de energía distribuidas a lo largo del campo. Esto hace posible recuperar información acerca del objeto como un todo desde cualquier ubicación dentro del campo.

[3] El término "cuántico", utilizado en holografía cuántica, no significa que este tipo de procesamiento de información energética es entendida en términos de los principios de la física cuántica. Más bien, la holografía cuántica es una forma especial, no determinista, de la organización holográfica basada en una unidad discreta de información energética llamada *logon* o un *cuantum* de información.

el sistema que realza la salud, el bienestar psicosocial y la acción intencional en el individuo o grupo social.

La coherencia del corazón y la coherencia social también pueden actuar para reforzarse mutuamente. A medida que los individuos en un grupo aumentan la coherencia psicofisiológica, puede aumentar la afinidad psicosocial y como consecuencia, aumenta la coherencia de las relaciones sociales. De manera similar, la creación de un campo social coherente por un grupo puede ayudar a apoyar la generación y mantenimiento de la coherencia psicofisiológica entre sus miembros individuales. El resultado es percepción y conciencia elevadas de los dos procesos internos fisiológicos, emocionales y mentales del cuerpo y de los órdenes latentes más profundos envueltos en los campos de energía que nos rodean. Éste es el fundamento de la autoconciencia, la sensibilidad social, la creatividad, la intuición, el discernimiento espiritual y el entendimiento de nosotros mismos, así como de todo a lo que estamos conectados. Mediante la generación intencional de coherencia, tanto en los campos del corazón, como en los campos sociales, puede ocurrir un cambio crítico hacia el siguiente nivel de conciencia planetaria: un nivel que nos lleve a la armonía con el movimiento de la totalidad.

Para mayor información sobre las investigaciones y publicaciones del Instituto HeartMath, visite la página: www.heartmath.org

Dirección de correspondencia:
Rollin McCraty, HeartMath Reasearch Center, Institute of HeartMath, Boulder Creek, California, Estados Unidos. Teléfono: (831) 338 8500 Fax: (831) 338 1182. Correo electrónico: info@heartmath.org.

Índice analítico

Bibliografía

Beebe, B., "Teoría de procedimientos en la acción terapéutica", comentario en el simposio: *Intervenciones que provocan cambio en la psicoterapia, Infant Mental Health Journal,* 19(3), 1998, 333-340.

Carman, E.M. y Carman, N.J., *Cosmic cradle: Souls waiting in the wings for birth,* Sunstar Publishing, Inc., Fairfield, Iowa, 1999.

Chamberlain, D., *Babies remember birth,* Jeremy P. Tarcher, Los Ángeles, CA, 1988.

————, *La mente del bebé recién nacido: una nueva dimensión de la conciencia humana a través de la experiencia del nacimiento,* (3a ed.), Autor-Editor, España, 2003.

————, "Reliability of birth memory: Observations from mother and child pairs in hypnosis", *Journal of Prenatal and Perinatal Psychology and Health,* 14(1-2), 1999a 19-29. (Publicado orinigalmente en *Journal of the American Academy of Medical Hypnoanalysts,* 1(2), 1986, 89-98).

————, "The significance of birth memories", *Journal of Prenatal and Perinatal Psychology and Health,* 14(1-2), 1999b 65-84.

Dossey, L., *Reinventing medicine: Beyond mind-body to a new era of healing,* Nueva York: HarperSanFranciso, 1999.

————, "Samueli conference on definitions and standards in healing research: Working definitions and terms", *Definitions in Healing Research,* 9(3), 2003, A10-A11.

Emerson, W.R., "Birth trauma: The psychological effects of obstetrical interventions", *Journal of Prenatal & Perinatal Psychology & Health,* 13(1), 1998, 11-44.

————, "The vulnerable prenate", *The International Journal of Prenatal and Perinatal Psychology and Medicine,* 10(1), 1998, 5-18. (Originalmente publicado en 1998, *Journal of Prenatal & Perinatal Psychology & Health,* 10(3), 125-142.)

————, *Pre- and perinatal treatment of children and adults: Collected works II,* 1999a. (Disponible en Emerson Training Seminars, http://www.emersonbirthrx.com).

————, *Shock: A universal malady—Prenatal and perinatal origins of suffering* (cintas de audio y folleto), 1999b. (Disponible en Emerson Training Seminars, http://www.emersonbirthrx.com)

————, "Treating cesarean birth trauma during infancy and childhood", *Journal of Prenatal and Perinatal Psychology*, *15*(3), 2001a, 177-192.

————, *Treatment of birth trauma in infants and children: Collected works 1*, 2001b. (Disponible en Emerson Training Seminars, http://www. emersonbirthrx.com)

Farrant, G., *Cellular consciousness*, 1986a. Ponencia en la 14a Convención de IPA, agosto 30, 1986. Recuperado el 22 de febrero de 2002, de http://webpages.charter,net/jspeyrer/gfarrant.htm.

————, "Cellular consciousness", *Aesthema*, *7*, 1986b, 28-39.

Gabriel, M., *Voices from the womb*, Aslan Publishing, Lower Lake, California, 1992.

Hallett, E., *Soul Trek: Meeting our children on the way to birth*, Light Hearts Publishing Hamilton, Montana, 1995.

Ho, M.W., *The rainbow and the worm: The physics of organisms*, World Scientific, Nueva Jersey, 1998, 2003.

————, "The entangled universe" *YES! A Journal of Positive Futures*, Primavera, 2000, 20-23.

Houston, J., *Reality and how it works*. Recuperado el 3 de agosto de 2004, de http://www.jeanhourston.org/lectures/realtiy.html.

Larimore, T. y Farrant, G., *Universal body movements in cellular consciousness and what they mean*. (Originalmente publicado en Primal Renaissance, 1. Recuperado el 2 de abril de 2004, de http://www/terrylarimor, com/Cellular.html.

Levine, P., *Waking the tiger: The innate capacity to transform overwhelming experience*, North Atlantic Books, Berkeley, California, 1997.

Lewis, M.D. y Granic, I., (eds.), *Emotion, development, and self-organization: Dynamic systems approaches to emotional development*, Cambridge University Press, Cambridge, Reino Unido, 2000.

Linn, S. y Emerson, W. y Linn D. y Linn, M., *Remembering our home: Healing hurts and receiving gifts from conception to birth*, Paulist Press, Mahwah, Nueva Jersey, 1999.

Lipton, B., "Nature, nurture and human development", *Journal of Prenatal and Perinatal Psychology and Health*, *16*(2), 2001, 167-180.

————, *The biology of belief: Unleashing the power of consciousness, matter, and miracles*, Mountain of Love/Elite Books, Santa Rosa, California, 2005.

Marcer, P.J. y Schempp, W., "Model of the neuron working by quantum holography", *Informatica*, *21*, 1997, 519-534.

————, "The brain as a conscious system", *International Journal of General Systems*, 1998.

McCarty, W.A., *Being with babies: What babies are teaching us, an introduction, 1*, Wondrous Beginnings, Goleta, California, 1996. (Disponible en www.wondrousbeginnings.com).

————, *Being with babies: What babies are teaching us, supporting babies' innate wisdom, 2*, Wondrous Beginnings, Goleta, California, 1997. (Disponible en www.wondrousbeginnings.com).

————, "The power of beliefs: What babies are teaching us" (cinta de audio). Ponencia presentada en el décimo Congreso Internacional de la Asociación de Psicología Prenatal y Perinatal y de Salud, diciembre de 2001, San Francisco, California (Disponible en www.conference-recording.com.)

————, "The power of beliefs: What babies are teaching us", *Journal of Prenatal & Perinatal Psychology & Health*, 2002a, 16(4), 341-360.

McTaggart, L., *El campo: en busca de la fuerza secreta que mueve el universo*, Editorial Sirio, España, 2006.

Mendizza, M. y Pearce, J.C., *Magical parent, magical child: The optimum learning relationship*, Nevada City, California, 2001 y Touch the Future (ambos escritos están disponibles directamente con el editor: www://ttfuture.org.)

Mitchell, E., *Nature's mind: The quantum hologram*. Recuperado el 22 de noviembre de 2003, de http://www.edmitchellapollo14.com/naturearticle.html

Odent, M., *The scientification of love*, Free Association Books, Londres, 1999.

Pearce, J.C., *The Biology of transcendence: A blueprint of the human spirit*, Park Street Press, Rochester, Vermont, 2002.

Raymond, S., "Cellular consciousness and conception: An interview with Dr. Graham Farrant", *Pre- & Perinatal Psychology News*, 1988, 2(2) Verano, 4-22.

Radin, D., *The conscious universe: The scientific truth of psychic phenomena*, HarperSanFrancisco, San Francisco, 1997.

Schwartz, G. y Russek, L.G., *The living energy universe*, Hamptom-Roads Publishing Co., Charlottesville, Virginia, 1999.

Schwartz, G., *The afterlife experiments: Breakthrough scientific evidence of life after death*, Pocket Books, 2002.

Sills, F., *Craniosacral biodynamics: The breath of life, biodynamics, and fundamental skill*, (vol I), North Atlantic Books, Berkeley, California, 2001.

Somé, Sobonfu E., *Welcoming spirit home: Ancient African teachings to celebrate children and community*, New World Library Novato, California, 1999.

Talbot, M., *The holographic universe*, Harper Perennial, Nueva York, 1992.

Wade, J., *Changes of mind: A holonomic theory of the evolution of consciousness*, State University of New York Press, Albany, Nueva York, 1996.

————, "Physically transcendent awareness: A comparison of the phenomenology of consciousness before birth and after death", *Journal of Near-Death Studies*, *16*(4), 1998, 249-275.

Stevenson, I., "Unusual play in young children who claim to remember previous lives", *Journal of Scientific Exploration*, *14*(4), 2000, 557-570.

Wambach, H., *Life before life*, Bantam Books, Nueva York, 1979.

Wilber, K., (ed.), *The holographic paradigm and other paradoxes: Exploring the leading edge of science*, Shambala Publications, Boulder, Colorado, 1982.

————, *Ciencia y religión: el matrimonio entre el alma y los sentidos*, Editorial Kairós, España, 1998.

————, *Una teoría de todo: una vision integral de la ciencia, la política, la empresa y la espiritualidad*, Editorial Cairos, España, 2000.

————, *Integral psychology: Consciousness, spirit, psychology, therapy*, Shambala, Boston, 2000.

Referencias bibliográficas

Desarrollo temprano e infancia

Evaluación y diagnóstico

Black, M.M. y Matula, K., *Essential of Bayley scales of infant development II assessment,* John Wiley e hijos, Nueva York, 1999.

Clasificación de diagnósticos: *Diagnostic classification of mental health and developmental disorders of infancy and early childhood,* Washington, DC, 0-3.

DeWeerd, A.W., *Atlas of* EEG *in the first months of life,* Departamento de Neurofisiología Clínica, hospital para niños Juliana, Hospital Westeinde, La Haya, Holanda, 1995, 1-91.

DeGangi, G., *Pediatric disorders of regulation in affect and behavior: a therapist's guide to assessment and treatment,* Academic Press, San Diego, California, 2000.

Gilliam, W.S. y Mayes, L.C., "Developmental assessment of the infants and toddlers", C.H. Zeanah *Handbook of infant mental health,* en (2a. ed.), New York, Guilford Press, 2000, 236-248.

Singer, L.T. y Zeskind, P.S., *Behavioral assessment of the infant,* Guilford Press, Nueva York, 2001.

Zeanah, C.H., "Infant-parent relationship assessment", en C.H. Zeanah, *Handbook of infant mental health,* 2a. ed., Guilford Press, Nueva York, 2000, 236-248.

Teoría e investigación sobre la vinculación

Ainsworth, M.D.S., Velar, M.C., Waters, E. y Wall, S., *Patterns of attachment: A psychological study of the strange situation,* Lawrence Eribaum, Hillsdale, Nueva Jersey, 1978.

Ainsworth, M.D.S. y Bowlby, J., "An ethological approach to personality development", *American Psychologist,* 46, 1991, 331-341.

BelSunny, J., "Developmental origins of attachment styles", *Attachment & Human Development*, 4(2), 2002, 166-170.

Bowlby, J., *La separación afectiva*, Ediciones Morata, España, 1993.

————, *El apego*, Ediciones Paidós Ibérica, España, 1998.

————, *La pérdida afectiva: tristeza y depresión*, Ediciones Paidós Ibérica, España, 1997.

————, *Una base segura: el apego entre padres e hijos y el desarrollo humano sano*, Ediciones Paidós Ibérica, España, 1996.

Boris, N.W. y Zeanah, C.H., "Disturbances and disorders of attachment in infancy: An overview", *Infant Mental Health Journal*, 20(1), 1999, 1-9.

Cassidy, J. y Shaver, R. (eds.), *Handbook of attachment*, Guilford Press, Nueva York, 1999.

Fonagy, P., Steele, H. y Steele, M., "Maternal representations of attachment during pregnancy predict the organization of infant-mother attachment at one year of age", *Child Development*, 62, 1991, 891-905.

Fonagy, P. y Target, M., "Attachment and reflective function: Their role in self-organization", *Development and Pschopathology*, 9, 1997, 679-700.

————, *Attachment theory and psychoanalysis*, Other Press, Nueva York, 2001.

Greenberg, M.T., Cicchetti, D. y Cummings, E.M., *Attachment in the preschool years: Theory, research, and intervention*, The University of Chicago Press, Chicago, 1990.

Greenspan, S.I., *Infancy and early childhood: the practice of clinical assessment and intervention with emotional and developmental challenges*, International Universities Press, Inc., Madison, Conecticut, 1992.

Karen, R., *Becoming attached: First relationships and how they shape our capacity to love*, Oxford Press University, Nueva York, 1994.

Koulomzin, M., Beebe, B., Anderson, S., Jaffe, J., Feldstein, S. y Crown, C., "Infant gaze, head, face and self-touch at 4 months differentiate secure vs. avoidant attachment at 1 year: A microanalytic approach", *Attachment & Human Development*, 4(1), 2002, 3-24.

Panksepp, J., "The long-term psychobiological consequences of infant emotions: prescriptions for the twenty-first century", *Infant Mental Health Journal*, 22(1-2), 2001, 132-173.

Soloman, J. y George, C., *Attachment disorganization*, Guildord Press, Nueva York, 1999.

Waters, E., Merrick, S., Treboux, D., Crowell, J. y Albersheim, L., "Attachment security in infancy and early adulthood: A twenty-year longitudinal study", *Child Development, 71*(3), 2000, 684-689.

Desarrollo y teorías experimentales

Aitken, K.J. y Trevarthen, C., "Self/other organization in human psychology development", *Development and Psychopathology, 9,* 1997, 653-677.

Bornstein, M.H., Lamb, M.E. y Lamb, M., *Development in infancy: An introduction,* (4a ed.), Lawrence Eribaum Associates, Inc., 2002.

Bower, T.G.R., *The rational infant: Learning in infancy,* W.H. Freeman and Company, Nueva York, 1989.

Brazelton, T. y Sparrow, J., *Touchpoints: Birth to three,* Perseus Book Group, Boulder, Colorado, 1992.

Bremmer, G. y Fogel, A. (eds.), *Blackwell handbook of infant development,* Blackwell Publishers, Malden, Masachusets, 2000.

Call, J.D., Galenson, E. y Tyson, R.L. (eds.), *Frontiers of infant psychiatry,* (vol. 2), Basic Books, Nueva York, 1984.

Davis, M. y Wallbridge, *Boundary and space: An introduction to the work of D.W. Winiccott,* H. Karnac Books, Ltd., Londres, 1981.

Elliot, L., *What's going on in there? How the brain and mind develop in the first five years of life,* Bantum Books, Nueva York, 1999.

Feldman, R., "Infant-mother and infant-father synchrony: The coregulation of positive arousal", *Infant Mental Health Journal, 24*(1), 2003, 1-23.

Fogel, A., *Infancy: Infant, family and society,* (4a. ed.), Wadsworth/Thomson Learning, Belmont, California, 2000.

Fonagy, P., Gergely, G., Jurist, E.L. y Target, M., *Affect regulation, mentalization, and the development of self,* Other Press, Nueva York, 2002.

Fujioka, T., Fujioka, A., Endoh, H., Sakata, Y., Furukawa, S. y Nakamura, S., "Materno-fetal coordination of stress-induced FOS expression in the hypothalamic paraventricular nucleus during pregnancy", *Neuroscience,* 118, 2003, 409-415.

Gaensbauer, T.J., "Representations of trauma in infancy: Clinical and theoretical implications for the understanding of early memory", *Infant Mental Health Journal, 23*(3), 2002, 259-277, 2002.

Geber, M., "The psycho-motor development of African children in the first year, and the influence of maternal behavior", *The Journal of Social Psychology*, 47, 1958, 185-195.

Gilliam, W.S. y Mayes, L.C., en C.H. Zeanah (ed.), *Handbook of infant mental health*, (2a. ed.), Guiford Press, Nueva York, 2000, 236-248.

Ginsburg, H. y Opper, S., *Piaget's theory of intellectual development: An introduction*, Prentice-Hall, Inc., Englewood Cliffs, Nueva Jersey, 1969.

Gopnik, A., *et al.*, *The scientist in the crib: Minds, brains and how children learn*, William Morrow & Co., Nueva York, 1999.

Harding, C.G., Weissmann, L., Kromelow, S. y Stillson, S.R., "Shared minds: How mothers and infants co-construct early patterns of choice within intentional communication partnerships", *Infant Mental Health Journal*, 18(1), 1997, 24-39.

Jaffe, J., *et al.*, *Rhythms of dialogue in infancy*, Blackwell Publishers, Malden, MA, 2001.

Kellman, P.J. y Arterberry, M.E., *The cradle of knowledge: development of perception in infancy*, MIT Press, Cambridge, Masachusets, 2000.

Kranowitz, C.S., *The out-of-sync child: Recognizing and coping with sensory integration dysfunction*, Perigee Books, Nueva York, 1998.

Lewis, M.D. y Granic, I. (eds.), *Emotion, development, and self-organization: Dynamic systems approaches to emotional development*, Cambridge University Press, Cambridge, Reino Unido, 2000.

Mahler, M.S., Pine, F. y Bergman, A., *The psychological birth of the human infant*, Basic Books, Nueva York, 1975.

Main, M., "Recent studies in attachment: overview, with selected implications for clinical work", en S. Goldbert, R. Muir y J. Kerr (eds.), *Attachment theory: Social, developmental and clinical perspective*, Analytic Press, Hillsdale, Nueva Jersey, 1995, 407-474.

Muir, D. y Slater, A. (eds.), *Infant development: The essential readings (Essential readings in developmental psychology)*, Blackwell Publishers, Malden, Masachusets, 2000.

Piontelli, A., "From fetus to child: An observational and psychoanalytic study", en E.B. Spillius, *New Library of Psychoanalysis*, 15, Brunner-Routledge, Philadelphia, PA, 2000 (originalmente publicado por Routledge, Londres, 1992.

Richters, J. E., "The hubble hypothesis and the developmentalist's dilemma", *Development and Psychopathology*, 9, 1997, 193-229.

Ryan, R.M., Kuhl, J., Deci, E.L., "Nature and autonomy: An organizational view of social and neurobiological aspects of self-regulation in behavior and development", *Development and Psychopathology*, 9, 1997, 107-728.

Sander, L.W., "Where are we going in the field of infant mental health?", *Infant Mental Health Journal*, 21(1-2), 2000, 5-20.

Schore, A.N., *Affect regulation and the origin of the self*, Lawrence Eribaum Associates, Hillsdale, Nueva Jersey, 1994.

————, "Effects of a secure attachment relationship on right brain development, affect regulation, and infant mental health", *Infant Mental Health Journal*, 22(1-2), 2001, 7-66.

Shonkoff, J.P. y Phillips, D.A., *From neurons to neighborhoods: The science of early childhood development*, National Academy Press, Washington, DC, 2000.

Siegel, D.J., *The developing mind: Toward a neurobiology of interpersonal experience*, The Guilford Press, Nueva York, 1999.

———— y Hartzell, M., *Parenting form the inside out: How a deeper self-understanding can help you raise children who thrive*, Jeremy P. Tarcher, Nueva York, 2003.

Stern, D.N., *El mundo interpersonal del infante: una perspective desde el psicoanálisis y la psicología evolutiva*, Editorial Paidós, Argentina, 1991.

Stern, D.N., Bruschweiler-Stern, N., Harrison, A.M., Lyons-Ruth, K., Morgan, A.C., Nahum, J.R., Sander, L. y Tronick, E.Z., "The process of therapeutic change involving implicit knowledge: Some implications of developmental observations for adult psychotherapy", *Infant Mental Health Journal*, 19(3), 1998, 300-308.

Stockholm, J.N., "The psychoanalyst and the baby: A new look at work with infants", *International Journal of Psychoanalysis*, 82, 2001, 83-100.

Tronick, E.Z., Bruschweiler-Stern, N., Harrison, A.M., Lyons-Ruth, K., Morgan, A.C., Nahum, *et al.*, "Dyadically expanded states of consciousness and the process of therapeutic change", *Infant Mental Health Journal*, 19(3), 1998, 290-299.

Wheeler, M.A., Stuss, D.T. y Tulving, E., "Toward a theory of episodic memory: The frontal lobes and autonoetic consciousness", *Psychological Bulletin*, 121(3), 1997, 331-354.

Winnicott, D.W., *Playing and reality*, Tavistock Publications, Londres, 1971.

————, *The child, the family and the outside world,* Addison-Wesley Publishing Co., Reading, Masachusets, 1987.

————, *Babies and their mothers,* Addison-Wesley Publishing Co., 1987.

————, *Human nature,* Schocken Books, Nueva York, 1988.

Zeanah, C.H. *et al., Handbook of infant mental health,* Guilford Publications, Inc., Nueva York, 1993.

————, *et al., Handbook of infant mental health,* (2a. ed.), Guilford Publications, Inc., Nueva York, 1993.

Desarrollo y psicopatología

Cicchetti, D. y Richters, J. E., "Examining the conceptual and scientific underpinnings of research in developmental psychopathology", *Development and Psychology,* 9, 1997, 189-191.

Jameson, P. B., Gelfand, D. M., Kulcsar, E. y Teti, D. M., "Mother-toddler interaction patterns associated with maternal depression", *Development and Psychology,* 9, 1997, 537-550.

Jones, N. A., Field, T., Fox, N. A., Lundy, B. y Davalos, M., "EEG activation in 1-month-old infants of depressed mothers", *Development and Psychopathology,* 9, 1997, 491-505.

Schore, A. N., "Early organization of the nonlinear right brain and development of a predisposition to psychiatric disorders", *Development and Psychopathology,* 9, 1997, 595-631.

————, "The effects of early relational trauma on right brain development, affect regulation, and infant mental health", *Infant Mental Health Journal,* 22 (1-2), 2001, 201-269.

————, "Dysregulation of the right brain: A fundamental mechanism of traumatic attachment and the psychopathogenesis of posttraumatic stress disorder", *Australian and New Zealand Journal of Psychiatry, 36,* 2002, 9-30.

————, *Affect regulation and the repair of the self,* W. W. Norton & Company, Nueva York, 2003.

————, *Affect dysregulation and disorders of the self,* W. W. Norton & Company, Nueva York, 2003.

Psicoterapia infantil (y algunas de adultos)

Baradon, T., "Psychotherapeutic work with parents and infants: psychoanalytic and attachment perspectives", *Attachment & Human Development*, 4(1), 2002, 25-38.

Beebe, B., "A procedural theory of therapeutic action: commentary on the symposium, interventions that effect change in psychotherapy", *Infant Mental Health Journal*, 19(3), 1998, 333-340.

———, "Brief mother-infant treatment: Psychoanalytically informed video feedback", *Infant Mental Health Journal*, 24(1), 2003, 24-52.

Beebe, B. y Lachmann, F.M., *Infant research and adult treatment*, The Analytic Press, Hillsdale, Nueva Jersey, 2002.

Cohen, N.J., *et al.*, "Watch, wait, and wonder: Testing the effectiveness of a new approach to mother-infant psychotherapy", *Infant Mental Health Journal* 20(4), 1999, 429-451.

———, "Six-Month Follow-up of Two Mother-Infant Psychotherapies: Convergence of Therapeutic Outcomes" *Infant Mental Health Journal*, 23(4), 2002, 361-380.

Fonagy, P., "Prevention, the appropriate target of infant psychotherapy", *Infant Mental Health Journal*, 19(2), 1998, 124-150.

Heinicke, C.M., *et al.*, "Relationship-based intervention with at-risk mothers: Factors affecting variations in outcome", *Infant Mental Health Journal*, 21 (3), 2000, 133-55.

Lieberman, A.F., y Zeanah, C.H., "Contributions of attachment theory to infant-parent psychotherapy and other interventions with infants and young children", en J. Cassidy y P.R. Shaver (eds.), *Handbook of attachment*, Guildford Press, Nueva York, 1999, 555-574.

Lojkasek, M., Cohen, N.J. y Muir, E., "Where is the infant in infant intervention? A review of the literature on changing troubled mother-infant relationships", *Psychotherapy*, 31(1), 1994, 208-220.

Mahrer, A.R., Levinson, J.R. y Fine, S., "Infant psychotherapy: Theory, research, and practice", *Psychotherapy*, 13(2), 1976, 131-140.

Minde, K. y Hesse, E., "The role of the adult attachment interview in parent-infant psychotherapy: A case presentation", *Infant Mental Health Journal*, 17(2), 1996, 115-126.

OsofSunny, J.D., *Young children and trauma: Intervention and treatment*, Guilford Press, Nueva York, 2004.

Robert-Tissot, C., Cramer, B., Stern, D.N., Rusconi Serpa, S., Bachmann, J.P., Palacio-Espasa, F., et al., "Outcome evaluation in brief mother-infant psychotherapies: Report on 75 cases", Infant Mental Health Journal, 17(2), 1996, 97-114.
Sander, L., Bruschweiler-Stern, N., Harrison, A.M., Lyons-Ruth, K., Morgan, A.C., Nahum, J.R., et al., "Interventions that effect change in psychotherapy: A model based on infant research", Infant Mental Health Journal, 19(3), 1998, 280-281.
Stockholm, J.N., "The psychoanalyst and the baby: A new look at work with infants", International Journal of Psychoanalysis, 82, 2001, 83-100.
Williamson, G.G. y Anzalone, M.E., Sensory integration and self-regulation in infants and toddlers: Helping very young children interact with their environment, Zero to Three, Washington, D.C., 2001.

Revistas y fuentes

Advances in Infant Research (Serie de libros)
Alternative Therapies
American Scientist
Attachment & Human Development
Birth
Child Abuse Review
Child Development
Child Development Abstracts
Development and Psychopathology
Developmental Psych Abstracts
Developmental Psychobiology
Developmental Psychology
Early Development and Parenting
Infancy
Infant and Child Development
Infant Behavior and Development
Infant Mental Health Journal
Infant Observation Journal
Infants and Young Children
Journal of Child Psychology and Psychiatry
Journal of Clinical Child Psychology

Journal of Counseling & Clinical Psychology
Journal of Genetic Psychology
Journal of Obstetrics and Gynecology
Journal of Reproductive and Infant Psychotherapy
International Society on Infant Studies
Books of the Society for Research in Child Development
Progress in Infancy Research (Book series)
Psychological Medicine
Psychiatry
Science

Otros

Para obtener una lista más completa de revistas sobre las neurociencias experimentales, la psiquiatría y las perspectivas psicoanalíticas, los libros de Allan Schore contienen una sección extensa de referencias.

NCAST: Nursing Child Assessment Satellite Training [Asesoramiento y capacitación acerca de la crianza de los niños vía satélite]: www.ncast.org

Supervisión de las interacciones padres-hijo, asesoramiento sobre nutrición y enseñanza, estados de conciencia, etcétera.

World Association for Infant Mental Health [Asociación mundial para la salud mental del infante]: www.waimh.org

Touch the Future: www.ttfuture.org

www.zerotothree.org

www.Attach.org

Psicología prenatal y perinatal (PPN)

La sección de la bibliografía sobre la psicología prenatal y perinatal está principalmente enfocada sobre ciertos aspectos de dicha psicología y no representa la totalidad de ese campo. Las áreas sobre el embarazo y el nacimiento, los programas de intervención prenatal, los factores prenatales y sus resultados, los programas de prevención, así como los artículos orientados en el nacimiento no están representados en la lista.

Embriología biodinámica y terapia craneosacral

Blechschmidt, E., *The ontogenetic basis of human anatomy: A biodynamic approach to development from conception to birth,* (B. Freeman, Trad.), Pacific Distributing Murrieta, California, 2004.

Blechschmidt, E. y Gasser, R., *Biokinetics and biodynamics of human differentiation,* Charles C. Thomas Publisher, Springfield, Ilinois, 1978.

Frymann, V., "Relation of disturbances of craniosacral mechanism to symptomatology of the newborn: Study of 1,250 infants", *Journal AOA,* *65,* 1966, 1059-1075.

Kern, M., *Wisdom in the body: The craniosacral approach to essential health,* Thorsons, Londres, 2001.

Shea, M., *Biodynamic craniosacral therapy: A primer,* Shea Educational Group, North Palm Beach, Florida, 2002.

Sills, F., *Craniosacral biodynamics: The breath of life, biodynamics, and fundamental skill* (vol. 1), North Atlantic Books, Berkeley, California, 2001.

————, *Craniosacral biodynamics: The primal midline and the organization of the body* (vol. 2), North Atlantic Books, Berkeley, California, 2004.

Teoría PPN, patrones en el adulto y psicoterapia para adultos

Armstrong, T., *The radiant child,* Quest Books Wheaton, Ilinois, 1988.

Axness, M.W., "Toward a fluid dance in seamless dress: The field of pre- and perinatal development challenges researchers to integrate scientific and spiritual orientations", *Journal of Prenatal & Perinatal Psychology & Health, 16*(2), 2001, 135-149.

————, "Malattachment and the self struggle", *Journal of Prenatal and Perinatal Psychology and Health, 19*(2), 2004, 131-147.

Bache, M., *Dark night, early dawn,* State University of New York Press, Albany, Nueva York, 2000.

Blazy, H., "The European discoveries in prenatal ethnology and archeology of the mind", *The International Journal of Prenatal and Perinatal Psychology and Medicine, 10*(4), 1998, 429-438.

———, "The psychoanalytic and the prenatal 'partnership'", *The International Journal of Prenatal and Perinatal Psychology and Medicine Suppl.*, 8, 1996, 39-46.

Bongard, J., *The near birth experience: A journey to the center of self,* Marlowe and Company, Nueva York, 2000.

Chamberlain, D.B., "Expanding the boundaries of memory", *Pre- and Peri-natal Psychology*, 4(3), 1990, 171-189.

———, "Foundations of sex, love and relationships: From conception to birth", *Journal of Prenatal and Perinatal Psychology and Health*, 14(1-2), 1999, 45-64.

———, "Prenatal body language: A new perspective on ourselves", *Journal of Prenatal and Perinatal Psychology and Health*, 14(1-2), 1999, 169-186.

———, "Reliability of birth memory: observations from mother and child pairs in hypnosis", *Journal of Prenatal and Perinatal Psychology and Health*, 14(1-2), 1999, 19-30.

———, "The significance of birth memories", *Journal of Prenatal and Perinatal Psychology and Health*, 14 (1-2), 1999, 65-84.

———, "Transpersonal adventures in prenatal and perinatal hypnotherapy", *Transpersonal Hypnosis*, CRC Press, Miami, Florida, 1999.

———, *Vanishing Twin Syndrome* (en psicoterapia: ponencia sobre técnicas de reentrenamiento de patrones), décimo Congreso Internacional de la Asociación de Psicología Prenatal y Perinatal y de Salud, San Francisco, 2001. Disponible en Gold Key Recordings: vgoldkey@evl.net.

Cheek, D.B., "Sequential head and shoulder movements appearing with age regression in hypnosis to birth", *American Journal of Clinical Hypnosis*, 16(4), 1974, 261-266.

———, "Are telepathy, clairvoyance and 'hearing' possible in utero? Suggestive evidence as revealed during hypnotic age-regression studies of prenatal memory", *Pre- and Perinatal Psychology Journal*, 7(2), 1993, 125-138.

———, "Prenatal and perinatal imprints: Apparent prenatal consciousness as revealed by hypnosis", *Pre- and Perinatal Psychology Journal*, 1(2), 1986, 97-110.

Costa Segui, M., "The prenatal period as the origin of character structures", *The International Journal of Prenatal and Perinatal Psychology and Medicine*, 7(3), 1995, 309-322.

Culbert-Koehn, J., "Prenatal and perinatal influences in contemporary Jungian analysis", *The International Journal of Prenatal and Perinatal Psychology and Medicine*, *11*(3), 1999, 277-286.

DeMause, L., *Foundations of psychohistory*, Creative Roots, Inc., Nueva York, 1982.

————, "Restaging fetal traumas in war and social violence", *The International Journal of Prenatal and Perinatal Psychology and Medicine*, *8*(2), 1996, 171-212.

Dosh, M.A., "Prenatal and perinatal foundations of moral development", *Journal of Prenatal & Perinatal Psychology & Health*, *13*(3-4), 1999, 213-222.

Emerson, W.R., "Birth trauma: The psychological effects of obstetrical interventions", *Journal of Prenatal & Perinatal Psychology & Health*, *13*(1), 1998, 11-44.

English, J.B., *Different doorway: Adventures of a caesarean born*, Earth Heart, Point Reyes Station, California, 1985.

————, "Being born caesarean: Physical, psychological and metaphysical aspects", *Pre- and Perinatal Psychology Journal*, *7*(3), 1993, 215-230.

Farrant, G., *Cellular consciousness*, 1986a. Ponencia central en la 14a. Convención de IPA, 30 de agosto de 1986. Recuperado el 22 de febrero de 2002, en http://webpages.charter,net/jspeyrer/gfarrant.htm.

————, "Cellular consciousness", *Aesthema*, *7*, 1986b, 28-39.

Fedor-Freybergh, P., "Prenatal psychology and medicine: A new approach to primary prevention", *The International Journal of Prenatal and Perinatal Psychology and Medicine*, *5*(3), 1993, 285-292.

Findeisen, B.R., "Pre- and perinatal losses", *Pre- and Perinatal Psychology Journal*, *8*(1), 1993, 65-77.

Gabriel, M., *Voices from the womb*, Aslan Publishing, Lower Lake, California, 1992.

Grof, S., *Beyond the brain: Birth death, and transcendence in psychotherapy*, State University of New York Press, Albany, Nueva York, 1985.

————, *The adventures in self-discovery*, State University of New York Press, Albany, NY, 1988.

————, *Psychology of the future: Lessons from modern consciousness research*, State University of New York Press, Albany, NY, 2000.

Ham, J.T. y Kilmo, J., "Fetal Awareness of maternal emotional states during pregnancy", *Journal of Prenatal and Perinatal Psychology and Health*, *15*(2), 2000, 118-145.

Herskowitz, M., "Wilhelm Reich: Studies of earliest childhood", *The International Journal of Prenatal and Perinatal Psychology and Medicine*, 8(4), 1996, 415-426.

Hollenweger, J., "Prenatal development and the structure of experience", *The International Journal of Prenatal and Perinatal Psychology and Medicine*, 5(3), 1993, 293-302.

House, S.H., "Primal integration therapy-school of Lake", *The International Journal of Prenatal and Perinatal Psychology and Medicine*, 11(4), 1999, 437-458.

Hull, W.F., "Psychological treatment of birth trauma with age regression and its relationship to chemical dependency", *Pre- and Perinatal Psychology Journal*, 1(2), 1986, 111-134.

Ingalls, P.M.S., "Birth memories, psychotherapy, and philosophy", *The International Journal of Prenatal and Perinatal Psychology and Medicine*, 8(2), 1996, 157-170.

————, "Birth traumas: Violence begets violence", *The International Journal of Prenatal and Perinatal Psychology and Medicine*, 9(2), 1997, 181-196.

————, "Born to live. Part 2: A care history", *International Journal of Prenatal and Perinatal Psychology and Medicine*, 13(3-4), 2001, 223-239.

Irving, M., "Sexual assault and birth trauma: Interrelated issues", *Pre- and Peri-natal Psychology Journal*, 11(4), 1997, 215-250.

Irving-Neto, R.L. y Verny, T.R., "Pre- and perinatal experiences and personality: A retrospective analysis", *Pre- and Perinatal Psychology Journal*, 7(2), 1992, 139-172.

Jacobson, B., "Perinatal origin of eventual self-destructive behavior", *Pre- and peri-natal psychology*, 2(4), 1988, 227-241.

————, "Obstetrical care and proneness of offspring to suicide as adults: A case-control study", *Journal of Prenatal and Perinatal Psychology and Health*, 15(1), 2000, 63-74.

Janov, A., *Imprints: The lifelong effects of the birth experience*, Coward McCann, Inc., Nueva York, 1983.

————, *The biology of love*, Prometheus Books, Amherst, Nueva York, 2000.

Janus, L., *The enduring effects of prenatal experience: Echoes from the womb*, (T. Dowling, trad.), Jason Aronson Inc., Northdale, Nueva Jersey, 1997.

Kafkalides, Z., "Prenatal environment and postnatal life in S. Grof's, F. Lake's and A. Kafkalides' work", *The International Journal of Prenatal and Perinatal Psychology and Medicine*, *14*(1-2), 2002, 9-18.

Lapidus, L.B., "Cross-cultural consistencies in prenatal perceptual patterns and perinatal practices", *The International Journal of Prenatal and Perinatal Studies*, *3*(3-4), 1991, 155-168.

Larimore, T. y Farrant, G., *Universal body movements in cellular consciousness and what they mean*. (publicado originalmente en *Primal Renaissance, 1*:1). Recuperado el 2 de abril de 2004, de http://www.terrylarimore.com/cellular.html

Lipton, B., "Nature, nurture, and the power of love", *Journal of Prenatal & Perinatal Psychology & Health*, *13*(1), 1998, 3-10.

————, "Nature, nurture and human development", *Journal of Prenatal and Perinatal Psychology and Health*, *16*(2), 2001, 167-180.

Lyman, B.J., "Antecedents to somatoform disorders: A pre- and perinatal psychology hypothesis", *Journal of Prenatal and Perinatal Psychology and Health*, *13*(3-4), 1999, 247-254.

————, "Prenatal and perinatal psychotherapy with adults: An integrative model for empirical testing", *Journal of Perinatal and Perinatal Psychology and Health*, *20*(1), 2005, 58-77.

MacLean, C.A., "Transpersonal dimensions in healing trauma of the unborn child", *Journal of Prenatal & Perinatal Psychology & Health*, *17*(3), 2003, 203-223.

————, "Transpersonal dimensions in healing pre/perinatal trauma with EMDR (eye movement desensitization and reprocessing", *Journal of Prenatal and Perinatal Psychology and Health*, *18*(1), 2003, 39-70.

Maiwald, M. y Janus, L., "Development, behavior and psychic experience in the prenatal period and the consequences for life history – a bibliographic survey", *The International Journal of Prenatal and Perinatal Psychology and Medicine*, *5*(4), 1993, 451.

Maret, S.M., *The prenatal person: Frank Lake's maternal-fetal distress syndrome*, University Press of America, Nueva York, 1997.

Marquez, A., "Healing through prenatal and perinatal memory recall: A phenomenological investigation", *Journal of Prenatal and Perinatal Psychology and Health*, *15(2)*, 2000, 146-172.

Menzam, C., *Dancing our birth: Prenatal and birth themes and symbols in dance, movement, art, dreams, language, myth, ritual, play, and psychotherapy*, disertación sin publicar, Union Institute and University, 2002.

Moss, R.C., "Frank Lake's maternal-fetal distress syndrome and primal integration workshops", segunda parte, *Pre- and Peri-natal Psychology Journal, 1(1)*, 1986, 52-68.

Nobel, E., *Primal connections: How our experience from conception to birth influences our emotions, behavior and health*, Penguin Books, Fireside, Nueva York, 1993.

Prescott, J.W., "The origins of human love and violence", *Pre- and Peri-natal Psychology Journal, 10*(3), 143-188.

Ray, S. y Mandel, B., *Birth and relationships: How your birth affects your relationships*, Celestial Arts, Berkeley, California, 1987.

Raymond, S., "Prenatal memories as a diagnostic psychothera-peutic tool", *Pre- and Perinatal Psychology Journal, 1*(4), 1987, 3003-317.

————, "Cellular consciousness and conception: An interview with Dr. Graham Farrant", *Pre- & Perinatal Psychology News, 2*(2), verano, 1988.

Renggli, F., "Tracing the roots of panic to prenatal trauma", *Journal of Prenatal and Perinatal Psychology and Health, 17*(4), 2003, 289-300.

————, "Healing and birth", *Journal of Prenatal and Perinatal Psychology and Health, 19*(4), 2005, 303-318.

Righetti, P.L., "The emotional experience of the fetus: A preliminary report", *Journal of Prenatal & Perinatal Psychology & Health, 11*(1), 1996, 55-65.

Riley, C.D., "Tess: The emotional and physiological effects of prenatal physical trauma", *Journal of Pre-and Perinatal, 1*(1), 1986, 69-74.

Schier, K., "The prenatal trauma in families of children with anorexia nervosa and bronchial asthma", *The International Journal of Prenatal and Perinatal Psychology and Medicine, 13*(3-4), 2001, 213-222.

Seelig, M., "Re-experiencing pre- and perinatal imprints in non-ordinary states of consciousness", *The International Journal of Prenatal and Perinatal Psychology and Medicine, 10*(3), 1998, 323-342.

Share, L., "Dreams and the reconstruction of infant trauma", *The International Journal of Prenatal and Perinatal Psychology and Medicine, 8*(3), 1996, 295-316.

Sjezer, M. y Barbier, C., "Reflections on the notion of traumatism at birth", *The International Journal of Prenatal and Perinatal Psychology and Medicine, 12*(1), 2000, 127.

Sonne, J.C., "The relevance of the dread of being aborted to models of therapy and models of the mind", Parte II: procesos mentales y comunicación con el nonato, *The International Journal of Prenatal and Perinatal Psychology and Medicine*, 6(2), 1994, 247-275.

————, "Interpreting the dread of being aborted in therapy", *The International Journal of Prenatal and Perinatal Psychology and Medicine*, 8(3), 1996, 317-340.

————, "Psychoanalytic perspectives of adoption", *The International Journal of Prenatal and Perinatal Psychology and Medicine*, 10(3), 1998, 295-312.

————, "The relevance of the dread of being aborted to models of therapy and models of the mind", Part I: ejemplo de casos, *The International Journal of Prenatal and Perinatal Psychology and Medicine*, 6(1), 1994, 67-86.

————, "It's proven but not believed", exploración de las resistencia por aceptar la realidad de los procesos mentales prenatales, la comunicación y el trauma psíquico, *The International Journal of Prenatal and Perinatal Psychology and Medicine*, 13(1-2), 2001, 43-82.

————, "The varying behaviors of fathers in the prenatal experience of the unborn: Protecting, loving and 'welcoming with arms wide open', *vs.* ignoring, unloving, competitive, abusive, abortion-minded or aborting", *The International Journal of Prenatal and Perinatal Psychology and Medicine*, 14(1-2), 2002, 33-52.

————, "The varying behaviors of fathers in the prenatal experience of the unborn: Protecting, loving, and 'welcoming with arms wide open', *vs.* ignoring, unloving, competitive, abusive, abortion minded or aborting", *Journal of Prenatal and Perinatal Psychology and Health* 19(4), 2005, 319-340.

Turner, J.R., "Birth, life and more life: Reactive patterning based on pre-birth events", en Fedor-Freybergh, P. G. y Vogel, M. L. V. (eds.), *Prenatal and perinatal psychology and medicine, encounter with the unborn: A comprehensive survey of research and practice*, Parthenon Publishing Group, Nueva Jersey, 1988, 309-316.

————, y Turner, T.G., "Prebirth memory therapy, including prematurely delivered patients", *Pre- and Perinatal Psychology Journal*, 7(4), 1993, 321-332.

————, "Violence and pregnancy: A whole-self psychology perspective", *Journal of Prenatal and Perinatal Psychology and Health*, 17(4), 2003; 301-320.

————, y Westermann, S., "Prebirth memory discovery in psychotraumatology", *The International Journal of Prenatal and Perinatal Psychology and Medicine*, *11*(4), 1999, 469-486.

Verny, T.R., "The scientific basis of pre-and perinatal psychology", Part I, *Pre- and Perinatal Psychology Journal*, *3*(3), 1989, 157-170.

————, "Working with pre- and perinatal material in psychotherapy", *The International Journal of Prenatal and Perinatal Psychology and Medicine*, *8*(3), 1994, 161-186.

————, "Isolation, rejection and communion in the womb", *The International Journal of Prenatal and Perinatal Psychology and Medicine*, *8*(3), 1996, 287-294.

————, (ed.) *Pre- and Peri-natal Psychology: An introduction*, Human Sciences Press, Inc., Nueva York, 1987.

Wade, J., *Changes of mind: A holonomic theory of the evolution of consciousness*, State University of New York Press, Albany, Nueva York, 1996.

————, "Physically transcendent awareness: A comparison of the phenomenology of consciousness before birth and after death", *Journal of Near-Death Studies*, *16*(4), 1998, 249-275.

Wambach, H., *Life before life*, Bantam Books, Nueva York, 1979.

Wilheim, J., "The emergence of early prenatal traumatic imprints in psychoanalytic practice – from preconception to birth", *The International Journal of Prenatal and Perinatal Studies*, *4*(3-4), 1992, 179-186.

————, "Clinical manifestations of traumatical imprints", *The International Journal of Prenatal and Perinatal Psychology and Medicine*, *10*(2), 1998, 153-162.

————, "Cellular memory: clinical evidence", *The International Journal of Prenatal and Perinatal Psychology and Medicine*, *14*(1-2), 2002, 19-32.

Winnicott, D.W., "Birth memories, birth trauma and anxiety", *The International Journal of Prenatal and Perinatal Studies*, *4*(1-2), 1992, 17-34.

Zimberoff, D. y Hartman, D., "Insidious trauma caused by prenatal gender prejudice", *Journal of Prenatal & Perinatal Psychology & Health*, *13*(1), 1998, 45-51.

Nacimiento y vínculo madre-hijo en PPN

Arms, S., *Immaculate deception II: A fresh look at childbirth*, Celestial Arts, Berkeley, California, 1994.

Baker, J. P., "Shamanic midwifery-every mother a midwife", *The International Journal of Prenatal and Perinatal Psychology and Medicine*, 8(1), 1996, 15-20.

Buckely, S.J., *Gentle birth, gentle mothering*, One Moon Press, Brisbane, Australia, 2005.

Davis-Floyd, R.E., "Obstetrical rituals and cultural anomaly: Part I", *Pre- and Peri-natal Psychology Journal*, 4(3), 1990, 193-211.

————, y Sargent, C.F., *Childbirth and authoritative knowledge: Cross-cultural perspectives*, University of California Press, Berkeley, California, 1997.

Goer, H., *Obstetrical myths versus research realities: A guide to the medical literature*, Bergin & Garvey, Westport, Conecticut, 1995.

Karll, S., *Sacred birthing: Birthing a new humanity*, Trafford Publishing, Victoria, Canadá, 2003.

Klaus, M. y Kennell, J., *Parent infant bonding*, Mosby, St. Louis, 1982.

———— y Klaus, P.H., *Bonding: Building the foundations of secure attachment and independence*, Perseus, Cambridge, 1995.

————, *Your amazing newborn*, Perseus, Cambridge, 1998.

Newman, R., *Calm birth: New method for conscious childbirth*, North Atlantic Books, Berkeley, California, 2005.

Odent, M., *The scientification of love*, Free Association Books, Londres, 1999.

————, *The caesarean*, Free Association Books, Londres, 2004.

Rand, M.L., "As it was in the beginning: The significance of infant bonding in the development of self and relationships", *The International Journal of Prenatal and Perinatal Psychology and Medicine*, 11(4), 1999, 487-494.

Richard, L. y Alade, M.O., "Effect of delivery room routines on success of first breast-feed", *Lancet*, 336, 1990, 1105-1107.

Prenatos y bebés en PPN

Adamson-Macedo, E.N., "The mind of the preterm neonate", *The International Journal of Prenatal and Perinatal Psychology and Medicine*, 10(4), 1998, 439-456.

Attree, J.L.A. y Adamson-Macedo, E.N., "Assessing early memories of youngsters born pre-term: A follow-up study", *The International Journal of Prenatal and Perinatal Psychology and Medicine*, 10(1), 1998, 39.

Brekhman, G. I. y Smirnov, K.K., "Water as energoinformative connection channel between an unborn child, its mother and environment", *The International Journal of Prenatal and Perinatal Psychology and Medicine,* 13(1-2), 2001, 93-98.

Carman, E.M. y Carman, N.J., *Cosmic cradle: Souls waiting in the wings for birth,* Sunstar Publishing, Inc., Fairfield, Iowa, 1999.

Chamberlain, D.B., "The expanding boundaries of memory", *Pre- and Peri-Natal Psychology,* 4(3), 1990, 171-189.

―――, "Babies are not what we thought: Call for a new paradigm", *The International Journal of Prenatal and Perinatal Studies,* 4(3-4), 1992, 161-178.

―――, "How pre- and perinatal psychology can transform the world", *The International Journal of Prenatal and Perinatal Psychology and Medicine,* 5(4), 1993, 413-424.

―――, "The sentient prenate: What every parent should know", *Pre- and Peri-natal Psychology Journal,* 9(1), 1994, 9-34.

―――, "Prenatal receptivity and intelligence", *Journal of Prenatal & Perinatal Psychology and Health,* 12(3-4), 1998, 95-117.

―――, *The mind of your newborn baby,* North Atlantic Books, Berkeley, California, 1998.

―――, "Babies don't feel pain: A century of denial in medicine", *Journal of Prenatal & Perinatal Psychology & Health,* 14(1-2), 1999, 145-168.

―――, "Prenatal body language: A new perspective on ourselves", *The International Journal of Prenatal and Perinatal Psychology and Medicine,* 12(4), 2000, 541-556.

Cheek, D.B., "Are telepathy, clairvoyance and 'hearing' possible in utero? Suggestive evidence as revealed during hypnotic age-regression studies of prenatal memory", *Pre- and Perinatal Psychology Journal,* 7(2), 1992, 125-137.

Church, D., *Communicating with the spirit of your unborn child,* Aslan Publishing, San Leandro, California, 1988.

Coplan, R.J., O'Neil, K. y Arbeau, K.A., "Maternal anxiety during and after pregnancy and infant temperament at three months of age", *Journal of Prenatal and Perinatal Psychology and Health,* 19(3), 2005, 199-216.

Eichhorn, D. y Verny, T.R., "The biopsychosocial transactional model of development: The beginning of the formation of an emergent sense of self in the newborn", *Journal of Prenatal & Perinatal Psychology & Health,* 13(3-4), 1999, 223-234.

Emerson, W.R., "The vulnerable prenate", *The International Journal of Prenatal and Perinatal Psychology and Medicine, 10*(01), 1998, 5-18.

Gilliland, A.L. y Verny, T.R., "The effects of domestic abuse on the unborn child", *Journal of Prenatal & Perinatal Psychology & Health, 13*(3-4), 1999, 235-245.

Field, T., *et al.*, "Prenatal anger effects on the fetus and neonate", *Journal of Obstetrics & Gynaecology, 22*(3), 2002, 260-266.

Hallet, E., *Soul Trek: Meeting our children on the way to birth,* Light Hearts Publishing, Hamilton, Montana, 1995.

————, *Stories of the unborn soul: The mystery and delight of pre-birth communication,* Writers Club Press, San José, 2002.

Ikegawa, A., *I remember when I was in mommy's tummy* (traducción de K.K. Bondet y S.M. Smith), Lyons Co. Ltd, Chiyoda-ky, Tokio, 2002.

Jones, C., *From parent to child: The psychic link,* Warner Books, Nueva York; Jason Aronson, Inc., Northvale, Nueva Jersey, 1989.

Little, J.F. y Hepper, P.G., "The psychological effects of maternal smoking on fetal movements", *The International Journal of Prenatal and Perinatal Psychology and Medicine, 7*(2), 1995, 161-167.

Nesci, D.A., Poliseno, T.A., Averna, S., Mancuso, A.K., Ancona, L., Ferrazzani, S., *et al.*, "The 'covert' relationship between mother and her unborn child", *The International Journal of Prenatal and Perinatal Psychology and Medicine, 5*(2), 1993, 169-176.

Nesci, D.A., Poliseno, T.A., Averna, S., Mancuso, A.K., Ancona, L. y Mancuso, S., "Ultrasound reseca on prenatal life: Transcripts of a clinical experience", *The International Journal of Prenatal and Perinatal Psychology and Medicine, 8*(2), 1996, 139-144.

Panuthos, C., "The psychological effects of cesarean deliveries", *Mothering,* 1983, 61-72.

Piontelli, A, *From fetus to child,* Brunner-Routledge, Filadelfia, PA, 2000.

————, *Twins: From fetus to child,* Brunner-Routledge, Filadelfia, Pennsylvania, 2002.

Pomeroy, W., "A working model for trauma: The relationship between trauma and violence, *Pre- and Peri-natal Psychology Journal, 10*(2), 1995, 89-102.

Raffai, J., "Mother-child bonding analysis in the prenatal realm: The strange events of a queer world", *The International Journal of Prenatal and Perinatal Psychology and Medicine, 10*(2), 1998, 163-174.

Takikawa, D., (director y productor), *What babies want*, [film documental], 2004, (disponible a través de www.whatbabieswant.com).

Thompson, P., "The impact of trauma on the embryo and fetus: An application of the diathesis-stress model and the neurovulnerability-neurotoxicity model", *Journal of Prenatal and Perinatal Psychology and Health*, *19*(1), 2004, 9-64.

Trabajo psicoterapéutico orientado en PPN con familias jóvenes

Castellino, R., *The polarity therapy paradigm regarding pre-conception, prenatal and birth imprinting*, 1995; Disponible en internet, en Castelino, Prenatal and Birth Therapy Training, o a la dirección sandracast@-aol.com

————, "The stress matrix: Implications for prenatal and birth therapy", *Journal of Prenatal and Perinatal Psychology and Health*, *15*(1), 2000, 31-62.

————, *The caregiver's role in birth and newborn and self-attachment needs*, BEBA, Santa Barbara, CA, 1997 (disponible en BEBA, teléfono: (805) 687-2897.

Emerson, W.R., "Treating cesarean birth trauma during infancy and childhood", *Journal of Prenatal and Perinatal Psychology*, *15*(3), 2001, 177-192.

————, *Treatment of birth trauma in infants and children: Collected works*, *1*, 2001 (disponible a través de Castellino Training Seminars, http://www.emersonbirthrx.com).

————, *Prenatal and perinatal treatment of children and adults: Collected works II*, 1999 (disponible a través de Castellino Training Seminars, http://www.emersonbirthrx.com).

————, "Shock: A universal malady-prenatal and perinatal origins of suffering (cintas de audio y folleto), 1999b, (disponible a través de Castellino Training Seminars, http://www.emersonbirthrx.com).

LaGoy, L., "The loss of a twin in utero's affect on pre-natal and post-natal bonding", *The International Journal of Prenatal and Perinatal Psychology and Medicine*, *5*(4), 1993, 439-444.

Lubetsky, O., "A glimpse into the world of an extremely low-birth-weight, prematurely born infant: Case study of a 10-year-old boy", *The International Journal of Prenatal and Perinatal Psychology and Medicine*, *13*(3-4), 2001, 241-246.

McCarty, W.A., *Being with babies: What babies are teaching us, an introduction, 1,* Wondrous Beginnings, Goleta, California, 1996.

———, *Being with babies: What babies are teaching us, supporting babies' innate wisdom, 2,* Wondrous Beginnings, Goleta, California, 1997.

———, "The power of beliefs: What babies are teaching us", *Journal of Prenatal & Perinatal Psychology & Health, 16*(4), 2002a, 341-360.

———, "Keys to healing and preventing foundational trauma: What babies are teaching us", *Bridges?*ISSSEEM *Magazine, 13*(4), 2002b, 8-12.

———, "The CALL to reawaken and deepen our communication with babies: What babies are teaching us", *International Doula,* verano, *12*(2), 2004.

———, "Nurturing the Possible: Supporting the integrated self from the beginning of life", *Shift: At the Frontiers of Consciousness, 6,* 2005, 18-20.

———, "Supporting babies' wholeness in the 21st century: An integrated model of early development", *Journal of Prenatal & Perinatal Psychology & Health, 21*(2), 2006, en prensa.

Szejer, M., *Talking to babies: healing with words on a maternity ward,* (traducción de J.M. Todd), Beacon Press, Boston, 2005.

Ward, S.A., "Birth Trauma in Infants and Children", *Journal of Prenatal & Perinatal Psychology & Health, 13*(3-4), 201-212.

Paternidad orientada en PPN

Chamberlain, D.B., "Early and very early parenting: New territories", *Journal of Prenatal & Perinatal Psychology & Health, 12*(2), 1997, 51-59.

Church, D., *Communing with the spirit of your unborn child: A practical guide to intimate communication with your unborn or infant child,* Aslan Publishing, San Leandro, California, 1988.

Hallett, D., *Soul trek: Meeting our children on the way to birth,* Light Hearts Publishing, Hamilton, Montana, 1995.

Heinicke, C.M. *et al.,* "Relationship-based intervention with at-risk mothers: Factors affecting variations in outcome", *Infant Mental Health Journal, 21*(3), 2000, 133-155.

Huxley, L. y Ferrucci, P., *The child of your dreams,* CompCare Publishers, Minneapolis, Minnesota, 1987.

Linn, S., Emerson, W., Linn, D., Linn, M., *Remembering our home: Healing hurts and receiving gifts from conception to birth,* Paulist Press, Mahwah, Nueva Jersey, 1999.

Luminare-Rosen, C., *Parenting begins before conception: A guide to preparing body, mind, and spirit for you and your future child*, Healing Arts Press, Rochester, Vermont, 2000.

Mc Carty, W.A., *Being with babies: What babies are teaching us, an introduction, 1*, Wondrous Beginnings, Goleta, California, 1996, (disponible a través de http://www.woundrousbeginnings.com).

————, *Being with babies: What babies are teaching us, supporting babies' innate wisdom, 2*, Wondrous Beginnings, Goleta, California, 1997, (disponible en http://www.woundrousbeginnings.com)

————, "The power of beliefs: What babies are teaching us", *Journal of Prenatal and Perinatal Psychology and Health, 16*(4), 2002, (disponible en http://www.woundrousbeginnings.com).

————, "The CALL to reawaken and deepen our communication with babies: what babies are teaching us", *International Doula, 12*(2), verano 2004 (disponible a través de http://www.woundrousbeginnings.com).

Mendizza, M. y Pearce, J.C., *magical parent, magical child: The optimum learning relationship*, Touch the Future, Nevada City, California, 2001 (disponible a través de www.ttfuture.org).

Pearce, J.C., *Magical child*, Bantum Books, Nueva York, 1977.

————, *The biology of transcendence: A blueprint of the human spirit*, Park Street Press, Rochester, Vermont, 2002.

Riley, C. M., "Teaching mother-fetus communication: A workshop on how to teach pregnant mothers to communicate with their unborn children", *Journal of Prenatal & Perinatal Psychology & Health, 3*(2), 1988, 77-86.

Solter, A. J., *The aware baby*, Shining Star Press, Goleta, California, 2001.

————, "Hold me! The importance of physical contact with infants", *Journal of Prenatal & Perinatal Psychology & Health, 15*(3), 2001, 193-205.

Verny, T., *The secret life of the unborn child*, Dell, Nueva York, 1981/1986.

————, y Weintraub, P., *Tomorrow's baby: The art and science of parenting from conception through infancy*, Simon & Shuster, Nueva York, 2002.

Wirth, F., *Prenatal parenting: The complete psychological and spiritual guide to loving your unborn child*, HarperCollins, Nueva York, 2001.

Revistas y fuentes

Hay dos revistas principales en el campo de la psicología prenatal y perinatal:

Journal of Prenatal & Perinatal Psychology & Health (1997-presente)
Pre- and Peri-natal Psychology (nombre anterior 1986-1997)
The International Journal of Prenatal and Perinatal Psychology and Medicine (1993-presente)
The International Journal of Prenatal and Perinatal Studies (nombre anterior 1989-1993)

Para más información:
www.birthpsychology.com
www.isppm.de/jour_eng.html
www.birthworks.org/primalhealth/databank.phtml
www.sbgi.edu

Temas generales

Comunicación después de la muerte

Altea, R., *The eagle and the rose*, Warner Books, Nueva York, 1995.

AA-EVP NEWS, American Association of Electronic Voice Phenomena, Inc., 1997, *15*(4). Disponible por medio de Sarah Estep, teléfono: (410) 573-0873.

Barnes, M. S., *Long distance calling: A record of other world communication through automatic writing*, The William-Fredrick Press, Nueva York, 1945.

"Contact": Reporte trianual de investigación sobre la comunicación espiritual técnica, *Continuing Life Research*, SLR, *96*(3), Boulder, Colorado, 1996.

Guggenheim, B. y Guggenheim, J., *Hello from heaven! A new field of research-after-death communication confirms that life and love are eternal*, Bantam Books, Nueva York, 1995.

Kubis, P. y Macy, M., *Conversations beyond the life with departed friends & colleagues by electronic means*, Griffin Publishing, Boulder, Colorado, 1995.

Locher, T. y Harsch-Fischbach, M., *Breakthroughs in technical spirit communication*, Continuing Life Research, Boulder, Colorado, 1997.

Macy, M., *Miracles in the storm: Talking to the other side with the new technology of spiritual contact*, New American Library, Nueva York, 2001.

Martin, J. y Romanowski, P., *Our children forever: George Anderson's messages from children on the other side*, Berkeley Books, Nueva York, 1994.

Moody, R., Perry, P., *Reunions: Visionary encounters with departed loved ones*, Villard Books, Nueva York, 1993.

Schwartz, G., *et al.*, *The afterlife experiments: Breakthrough scientific evidence of life after death*, Pocket Books, Nueva York, 2002.

Van Praagh, J., *Talking to heaven: A medium's message of life after death*, Penguin Books, Nueva York, 1997. •

———, *Reaching to heaven: A spiritual journey through life and death*, Penguin Books, Nueva York, 1999.

Psicología humanista y transpersonal

Grof, S., *Beyond the brain: Birth, death and transcendence in psychotherapy*, State University of New York Press, Albany, Nueva York, 1985.

———, *La psicología del futuro*, Los Libros de la Liebre de Marzo, España, 2002.

Maslow, A. H., *On the psychology of being*, John Wiley & Sons, Nueva York, 1999.

———, *Motivation and personality*, HarperCollins Publishers, Nueva York, 1987.

Pearce, J. C., *The biology of transcendence: A blueprint of the human spirit*, Park Street Press, Rochester, VT, 2002.

Smith, H., *Forgotten Truth: The common vision of the world's religion*, HarperCollins, Nueva York, 1976.

Wade, J., *Changes of mind: A holonomic theory of the evolution of consciousness*, New York State University Press, Albany, NY, 1996.

———, "Idealizing the cartesian-newtonian paradigm physics on psychological theory", *Poznan Studies in the Philosophy of the Sciences and the Humanities*, 56, 1997, 9-34.

———, "Physically transcendent awareness: A comparison of the phenomenology of consciousness before birth and after death", *Journal of Near-Death Studies*, 16(4), 1998, 249-275.

Walsh, R. y Vaughan, F. (eds.), *Paths beyond ego: The transpersonal vision*, Jeremy P. Tarcher/Putnam, Nueva York, 1993.

Material de Wilber

Esta lista sigue el orden original de las fechas de publicación.

Wilber, K., *El espectro de la conciencia*, (2a ed.), Editorial Kairós, Barcelona 1990. (La obra original fue publicada en 1977.)

————, *La conciencia sin fronteras: aproximaciones de Oriente y Occidente al crecimiento personal*, Editorial Kairós, Barcelona, 1998. (La obra original fue publicada en 1979.)

————, *El proyecto Atman: una visión transpersonal del desarrollo humano*, Editorial Kairós, Barcelona, 1996. (La obra original fue publicada en 1980.)

————, *El paradigma holográfico: una exploración en las fronteras de la ciencia*, Editorial Kairós, Barcelona, 1987.

————, *Los tres ojos del conocimiento: la búsqueda de un nuevo paradigma*, Editorial Kairós, Barcelona, 1991 y 2003. (La obra original fue publicada en 1983.)

————, *Gracia y coraje en la vida y muerte de Treya Killiam Wilber*, Editorial Kairós, Barcelona, 1995.

————, *El ojo del espíritu: una visión integral para un mundo que está enloqueciendo poco a poco*, Editorial Kairós, Barcelona, 1998.

————, *Breve historia de todas las cosas*, Editorial Kairós, Barcelona, 1997.

————, *Ciencia y religión: el matrimonio entre el alma y los sentidos*, Editorial Kairós, Barcelona, 1998.

————, *Psicología integral*, Editorial Kairós, Barcelona, 1994.

————, *Una teoría de todo: una visión integral de la ciencia, la política, la empresa y la espiritualidad*, Editorial Kairós, Barcelona, 2001.

————, *Kosmic consciousness*, (grabación de audio), Sounds True, Boulder, Colorado, 2003.

Wilber, K., Engler, J. y Brown, D. P., *Transformations of consciousness: Conventional and contemplative perspectives on development*, Shambala Publications, Boston, 1986.

The Essential Ken Wilber: An introductory reader, Shambala Publications, Boston 1998.

Vida entre vidas

Borgia, A., *Life in the world unseen*, M.A.P., Midway, Utah, 1993.

————, *More about life in the world unseen,* Psychic Press, Ltd., Londres, 1956, 1988.

————, *Here and hereafter,* M.A.P., Midway, Utah, 2000.

Newton, M., *Journey of souls: Case studies of life between lives,* Llewellen Publications, St. Paul, Minnesota, 1994/2000.

Richelieu, P., *A soul's journey,* The Aquarian Press, San Francisco, California, 1953.

Whitton, J. L. y Fisher, J., *Life between life: Scientific exploration into the void separating one incarnation from the next,* Warner Books, Inc., Nueva York, 1986.

White, S. E., *The Unobstructed Universe,* E. P. Dutton & Co., Inc., Nueva York, 1940.

Experiencias cercanas a la muerte

Atwater, P. M.H., *Children of the third millennium: Children's near-death experience and the evolution of humankind,* Three Rivers Press, Nueva York, 1999.

————, y Morgan, D., *The complete idiot's guide to near-death experiences,* Alpha Books/Macmillan, Indianapolis, 2000.

Eadie, B., *Embraced by the light,* Gold Leaf Press, Placeville, California, 1992.

Moody, R., *Life after life,* Mockingbird Books, Covington, Georgia, 1975.

Morse, M., Perry, P., *Closer to the light: Learning from the near-death experiences of children,* Ivy Books, Nueva York, 1990.

Morse, M., *Where God lives: The science of paranormal and how our brains are linked to the universe,* HarperCollins Publishers, Inc., Nueva York, 2000.

Ring, K., *Life at death: A scientific investigation of the near-death experience,* Coward, McCann and Geoghegan, Nueva York, 1980.

————, y Cooper, S., *Mindsight: Near-death and out-of-body experiences in the blind,* William James Center for Consciousness Studies, Palo Alto, California, 1999.

Experiencias extra corporales y de largo alcance

McMoneagle, J., *Mind trek: Exploring consciousness, time, and space through remote viewing,* Hampton Roads Publishing Company, Inc., Norfolk, Virginia, 1993.

Monroe, R. A., *Journeys out of body*, Doubleday, Nueva York, 1971.

——, *Far journeys*, Doubleday, Nueva York, 1985.

——, *Ultimate journeys*, Doubleday, Nueva York, 1994.

Vidas pasadas y reencarnación

Bowman, C., *Children's past lives: How past life memories affect your child*, Bantam Books, Nueva York, 1997.

——, *Return from heaven: Reincarnation within your family*, HarperCollins, Nueva York, 2000.

Moody, R. A., *Coming back: A psychiatrist explores past-life journeys*, Bantam Books, Inc., Nueva York, 1992.

Stevenson, I., *Where reincarnation and biology intersect*, Praeger, Westport, CT y Londres, 1997.

Stevenson, I., "Unusual play in young children who claim to remember previous lives", *Journal of Scientific Exploration*, *14*(4), 2000, 557-570.

Wade, J., "The phenomenology of near-death consciousness in past-life regression therapy: A pilot study" (estudio piloto), *Journal of Near-Death Studies*, *17*(1), 1998, 3-53.

Estudios en física, energía, sanación holista, universal y la teoría holográfica

Astin, J. A., Harkness, E., y Ernst, E., "The efficacy of 'distant healing': A systematic review of randomized trials", *Ann Intern Med.*, *132*, 2000, 903-910.

Beck, D. E. y Cowan, C. C., *Spiral dynamics: Mastering values, leadership and change*, Blackwell Publishing, Madden, Massachusetts, 1996.

Benford, M. S., "Empirical evidence supporting macro-scale quantum holography in nonlocal effects", *Journal of Theoretics*, recuperado el 3 de agosto de 2004, de http://www.journaloftheoretics.com/Articles/2-5/Benford.htm

Benor, D., *Healing research*, Helix Verlag, Munich, 1993.

Benson, H., *Timeless healing: The power and biology of belief*, Simon & Schuster, Nueva York, 1996.

Bohm, D., *Wholeness and implicate order*, Routledge and Kegan Paul, Londres, 1980.

——, *On creativity* (ed. de Lee Nichol), Routledge, Nueva York, 1998.

———— y Hiley, B. J. (eds.), *The undivided universe*, Routledge and Kegan Paul, Londres, 1995.

Braud, W., *Distant mental influence: Its contributions to science, healing, and human interactions*, (estudios sobre la conciencia/serie Russell Targ Editions), Hampton Roads Publishing Company, Inc., Charlottesville, Virginia, 2003.

Brenner, P., *Buddha in the waiting room: Simple truths about health, illness, and healing*, Beyond Words Publishing, Inc., Hillsborro, Oregon, 2002.

Cha, K. Y., Wirth, D. P. y Lobo, R. A., "Does prayer influence the success of in-vitro fertilization-embryo transfer?", reporte de una prueba al azar [version electrónica]. *Journal of Reproduction Medicine*, 46(9), 2001.

Childre, D. y Martin, H., *The HeartMath solution*, HarperSanFranciso, Nueva York, 1999.

Chopra, D., *Quantum healing: Exploring the frontier of mind-body medicine*, Bantam Books, Nueva York, 1990.

Cymatics: The healing nature of sound, [video disponible a través de MACROmedia, teléfono (603) 659-2929].

Dossey, L., *Recovering the soul: A scientific and spiritual search*, Bantam Books, Nueva York, 1989.

————, *Healing words: The power of prayer and the practice of medicine*, HarperCollins, Nueva York, 1993.

————, *Reinventing medicine: Beyond mind-body to a new era of healing*, HarperSanFranciso, Nueva York, 1999.

————, *Distant intentionality and healing*, 2001, recuperado el 8 de octubre de 2001, de http:/www.emergentmind.org/Research%20Leads/_resleads/00000016.html.

————, "Samueli conference on definitions and standards in healing research: Working definitions and terms", *Definitions in Healing Research*, 9(3), 2003, A10-A11.

Emoto, M. *Messages from water*, (vol. 1), HADO Kyoikysha Co., Ltd., Tokyo, 1999.

————, *Messages from water*, (vol. 2), HADO Kyoikysha Co., Ltd., Tokyo, 2001.

Gallo, F. P., *Energy diagnostic and treatment methods*, Norton, Nueva York, 2000.

Gerber, R., *Vibrational medicine for the 21st century*, HarperCollins Publishers, Inc., Nueva York, 2000.

Goldner, D., *Infinite grace: Where the worlds of science and spiritual healing meet*, Hampton Roads Publishing Co., Inc., Charlottesville, Virginia, 1999.

Goswami, A., *The self-aware universe: How consciousness creates the material world*, Jeremy P. Tarcher/Putnam, Nueva York, 1993.

Greene, B., *The elegant universe*, Vintage Books, Nueva York, 1999.

Gribbin, J., *In search of Schrodinger's cat: Quantum physics and reality*, Bantam Books, Nueva York, 1984.

Griffin, D. R., *Parapsychology, philosophy, and spirituality: A postmodern exploration*, New York State University, Albany, Nueva York, 1997.

Harrison, G. M., "Long-distance intercessory prayer: Personality factors of the prayor and the prayee and their effect on college success of the prayee", (disertación de doctorado en Spaulding U., 1999), *Dissertation Abstracts International, 60* (4-B), 1999, 1853.

Hart, T., Nelson, P. L. y Puhakka, K., (eds.), *Transpersonal knowing: Exploring the horizon of consciousness*, State University of New York Press, Albany, Nueva York, 2000.

Ho, M. W., *The rainbow and the worm: The physics of organisms*, World Scientific, Nueva Jersey, 1998, 2003.

————, "The entangled universe", *YES! A Journal of Positive Futures*, primavera, 2000, 20-23.

Houston, J., *Reality and how it works*, recuperado el 3 de agosto de 2004, de http://www.jeanhourston.org/lectures/realtiy.html.

Hunt, V., *Infinite mind: The science of human vibrations*, Malibu Publishing Co., Malibu, California, 1995.

Jahn, R., Dunne, B., Bradish, G., Dobyns, Y., Lettieri, A. y Nelson, R., "Mind/machine interaction consortium: PortREG replication experiments", *Journal of Scientific Exploration, 14*(4), 2000, 499-555.

Jahn, R. G. (2001), 20th and 21st century science: Reflections and projections, *Journal of Scientific Exploration, 15*(1), 21-31.

Jealous, J., "Healing and the natural world", *Alternative Therapies, 3*(1), 1997, 68-76.

Katra, J. y Targ, R., *The heart of the mind: How to experience god without belief*, New World Library, Novato, California, 1999.

Lawrence, T., "Bringing in the Sheep: A meta-analysis of sheep/goat experiments", en M. J. Schlitz (ed.), *Proceedings of Presented Papers: Thirty-sixth Annual Parapsychological Association Convention*, Parapsychological Association, Fairhaven, Massachusetts, 1993.

Laszlo, E., *The interconnected universe*, World Scientific Pub. Co., Inc., Singapur, 1995.

Lazaris, *The sacred journey: You and your higher self*, NPN Publishing, Inc., Orlando, Florida, 1988.

————, *The Sirius connection*, NPN Publishing, Inc., Orlando, Florida, 1996.

Marcer, P. J. y Schempp, W., "A mathematically specified template for DNA and the genetic code in terms of the physically realizable process of quantum holography", en Fedorec, A.M. y Marcer, P. J. (eds.), *Proceedings of The Greenwich Symposium on Living Computers* 1996, 6, 45-62.

————, "Model of the neuron working by quantum holography", *Informatica, 21*, 1997, 519-534.

————, "The brain as a conscious system", *International Journal of General Systems,* 1998.

McCraty, R. (ed.), *Science of the heart: Exploring the role of the heart in human performance*, HeartMath Research Center, Boulder Creek, California, 2001.

————, *Heart-brain neurodynamics: The making of emotions*, Institute of HeartMath, Boulder Creek, California, 2003.

————, *The energetic heart: Bioelectromagnetic interactions within and between people*, Institute of HeartMath, Boulder Creek, California, 2003.

McCraty, R., Atkinson, M., y Bradley, R. T., "Electrophysiological evidence of intuition", Parte I, el sorprendente papel del corazón, *The Journal of Alternative and Complimentary Medicine, 10*(1), 2004, 133-143.

————, "Electrophysiological evidence of intuition", Parte 2, un proceso de sistema amplio, *The Journal of Alternative and Complimentary Medicine, 10*(2), 2004, 325-336.

McCraty, R., Atkinson, M., y Tomasino, D., *Modulation of DNA conformation by heart focused intention*, Institute of HeartMath, Boulder Creek, California, 2003.

McCraty, R. y Childre, D., *The appreciative heart: The psychophysiology of positive emotions and optimal functioning*, Institute of HeartMath, Boulder Creek, California, 2003.

McTaggart, L., *The field: The quest for the secret of the universe*, HarperCollins, Nueva York, 2002.

Mitchell, E., *Nature's mind: The quantum hologram*, recuperado el 22 de noviembre de 2003, de http://www.edmitchellapollo14.com/naturearticle.html

Mindel, A., *Quantum mind: The edge between physics and psychology*, Lao Tse Press, Portland, Oregon, 2000.

Newton, M., *Journey of souls: Case studies of life between lives*, Llewellyn Publications, St. Paul, Minnesota 1994, 1998.

Nichol, L., *On creativity: David Bohm*, Routledge, Nueva York, 1998.

Oschman, J. L., *Energy medicine: The scientific basis*, Churchill Livingstone, Nueva York, 2002.

Paddison, S., *The hidden power of the heart: Discovering an unlimited source of intelligence*, Planetary Publications, Boulder, Colorado, 1993.

Peat, F. D., *Synchronicity: The bridge between matter and mind*, Bantam Books, Nueva York, 1987.

Pearsall, P., *The heart's code: Tapping the wisdom and power of our heart's code*, Broadway Books, Nueva York, 1998.

Pert, C. B., *Molecules of emotions: Why you feel the way you feel*, Scribner, Nueva York, 1997.

Radin, D., *The conscious universe: The scientific truth of psychic phenomena*, HarperSanFrancisco, San Francisco, 1997.

Rossi, E. L., *Dreams, consciousness, spirit: The quantum experience of self-reflection and co-creation*, Palisades Gateway Publishing, Malibu, California, 2000.

Russek, L. G. y Schwartz, G. E., "Energy cardiology: A dynamical energy systems approach for integrating conventional and alternative medicine", *Advances: The Journal of Mind-Body Health, 12*(4), 1996, 4-24.

Schwartz, G. y Russek, L. G., "Dynamical energy systems and modern physics: Fostering the science and spirit of complementary and alternative medicine", *Alternative Therapies, 3*(3), 1997, 46-56.

———, *The living energy universe*, Hamptom-Roads Publishing Co., Charlottesville, Virginia, 1999.

Schiltz, M. y Braud, W., "Distant intentionality and healing: Assessing the evidence", *Alternative Therapies, 3*(6), 1997, 62-73.

Schiltz, M. y Amorok, T., y Micozzi, M. S., *Consciousness & healing. Integral approaches to mind-body medicine*, Elsevier Churchill Livingston, St. Louis, Missouri, 2005.

Senge, P., Scharmer, C. O., Jaworski, J., y Flowers, B. S., *Presence: Human purpose and the field of the future*, The Society for Organizational Learning, Cambridge, Massachusetts, 2004.

Sheldrake, R., *The presence of the past: Morphic resonance and the habits of nature*, TimesBooks, Nueva York, 1988.

————, *A new science of life: The hypothesis of morphic resonance*, Park Street Press, Rochester, Virginia, 1995.

————, *Dogs that know when their owners are coming home and other unexplained powers of animals*, Three Rivers Press, Nueva York, 1999.

Sills, F., *Craniosacral biodynamics. Vol. 1: The breath of life, biodynamics, and fundamental skills*, North Atlantic Books, Berkeley, California, 2001.

Smith, W. L., "The human electromagnetic energy field: Its relationship to interpersonal communication", *Journal of Theoretics*, 4(2), recuperado el 25 de noviembre de 2004, de http://www.journaloftheoretics.com/Articles/4-2/Smith.html

Springer, S. y Eicher, D. J., "Effects of a prayer circle on a moribund premature infant" [version electrónica], *Alternative Therapies in Health and Medicine*, 5(2), 1999, 116-118.

Talbot, M., *Mysticism and the new physics*, Arkana Middlesex, Inglaterra, 1993.

————, *The holographic universe*, Harper Pernennial, Nueva York, 1992.

Targ, R. y Katra, J., *Miracles of mind: Exploring nonlocal consciousness and spiritual healing*, New World Library, Novato, California, 1999.

Tiller, W., *Science and human transformation: Subtle energies, intentionality and consciousness*, Pavior Publishing, Walnut Creek, California, 1997.

Tiller, W. A., Dibble, W. E., y Kohane, M. J., *Conscious acts of creation: The emergence of a new physics*, Pavior Publishing, 2001.

Walker, E. H., *The physics of consciousness: quantum minds and the meaning of life*, Perseus Books, Cambridge, Massachusetts, 2000.

Weil, A., "On integrative medicine and the nature of reality", *Alternative Therapies*, 7(4), 2001, 97-104.

Wilson, T. D., *Strangers to ourselves: Discovering the adaptive unconscious*, The Belknap Press of Harvard University Press, Cambridge, Massachusetts, 2002.

Wordsworth, C. *Introductory talk & demonstration on holographic repatterning* [video], Holographic Repatterning Association. (Disponible en http://www.hrsalesusa.com).

Zukav, G., *The dancing wu li masters: An overview of the new physics*, William Morrow & Co., Inc., Nueva York, 1979.

Revistas

Advances in Mind-Body Medicine
Alternative Therapies in Health and Medicine
Journal of the American Society for Psychical Research
Journal of Consciousness Studies
Journal of Near-Death Studies
Journal of Scientific Exploration
Shift-Institute of Noetic Science